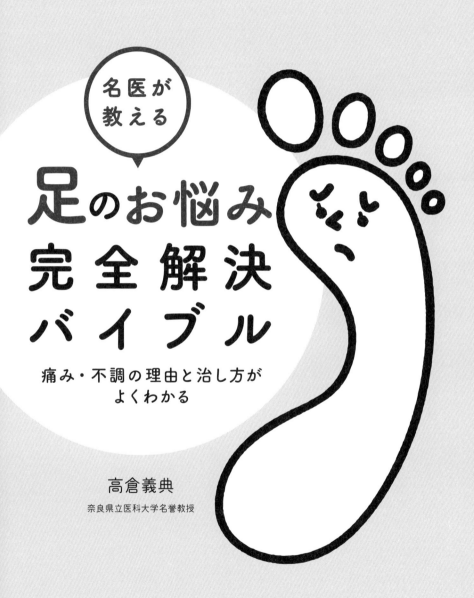

名医が
教える

# 足のお悩み完全解決バイブル

痛み・不調の理由と治し方が
よくわかる

高倉義典

奈良県立医科大学名誉教授

誠文堂新光社

# はじめに

医科大学を卒業し、整形外科の一般的な研修を終えた3年後より45年間、私は足部・足関節を専門として研究と臨床を重ねてきました。

整形外科分野は大変幅広く、首、肩、肘、手、腰、股関節、膝、足など多くの領域にわかれています。当時、先人や先輩がすでに活躍している領域を嫌った私は、ほとんど専門とする医師がいなかった足の外科領域を専門としました。

じっとしていては患者さんが集まりませんので、関連病院や開業医の先生方を巡って、患者さん紹介の依頼をお願いしてまわりました。その上で、未熟な自分の知識と技術の向上のために東大、北大、神戸大などの国内留学や2回にわたる米国留学により、少しは学会で認められるようになりました。

しかし、実績を立証するためには英語論文を書く必要もあり、当時はほとんど帰宅せず大学に宿泊し、家内からは「私は未亡人です」といわれていたほどです。そのような結果、整形外科教授に推薦され、定年前には病院長までやらされました。

また、多数の英語論文作製のおかげで、日本足の外科学会の理事長や会長にも推薦され、仲違いしていた歴史あるヨーロッパ足の外科学会と、実力主義のアメリカ足の外科学会が統一してできた国際足の外科学会の初代の理事長にも推薦されました。

ちなみに2002年から、初代理事長を記念して高倉賞（Takakura prize）が制定され、現在も最優秀論文に対して贈られています。

大学勤務中には、多くの野球やサッカーなどのプロ選手をはじめ、中高生などのスポーツ選手の治療にもあたりました。個人情報の守秘義務が尊重されますので、詳しくは紹介できませんが、元全日本代表のサッカー選手がワールドカップアジア予選の直前に足部のケガをして、手術が必要となり来院したことがあります。彼は術後6週間でジョギングを開始して2カ月でサッカーに復帰させてほしいと切望してきました。そこでそれに則した手術法を考えて施行したところ、選手自身の意欲も相まって、計画通りに出場することができました。その後予選を無失点で切り抜け、みごと本選に出場し、立派な成績を残したのは嬉しい思い出です。

大学の定年退職後は一般病院で足の外科にたずさわっていました。すると、足の不具合や痛みで悩んでいる人が多いのに驚かされました。大学に勤務していますと、重症度の高い紹介患者さんばかりで、ちょっとしたケガや痛みで悩んでいる人がこんなに多いとはわかりませんでした。

もともと欧米では朝起きてから寝るまで靴を履いている生活なため、足部・足関節にトラブルを抱える患者さんはたくさんいます。アメリカ整形外科学会では足を専門とする整形外科医は腰や膝を専門とする人よりも多く、学会は大盛況です。

一方、近年の日本の生活もますます欧風化され、靴を履く時間が長くなり、足にトラブルを持つ患者さんが急増しています。その傾向を裏づけている証拠に、日本足の外科学会の会員数はこの10年で倍増。ますます増加傾向にあります。

そこで、近年急増している足のトラブルに関する原因を知り、どの程度まででああればご自分で対応できるか、どの程度からは整形外科医を受診すべきかを紹介したいと考え、この本を上梓しました。

わが国の一般市民のはき物は、古くは鼻緒のある草履を履き、室町時代頃からは足袋を、江戸時代からは下駄を愛用し、欧米社会とは異なった生活を営んできました。しかし、第二次世界大戦以後は、一般人もつねに靴を履く欧風化が進み、外反母趾や扁平足などの足の病気が急速に増加しています。

また、車が道路にあふれて交通事故が多発し、それに伴って足部の骨折を中心にケガも増加してきています。全国的にスポーツ熱が高まり、足の捻挫や疲労骨折をはじめとするスポーツ外傷や障害も増加の一途をたどっています。さらには、超高齢化社会を迎えて、加齢と供に関節の軟骨がすり減っていく病気である足関節症なども急増中です。

　このように急増する足に起こるケガや病気の原因をわかりやすく説明し、ご自分で対応できる応急手当や治療範囲を紹介したのが本書です。整形外科を受診するレベルの目安も示しました。

　おのおののケガや病気の最後に、その「予防法と注意事項」の項目をもうけてあります。外傷では捻挫や疲労骨折、慢性疾患では関節リウマチや痛風などはしばしば再発を繰り返しますので、それらを予防して再発させない方法も詳しく紹介しました。

　足に関するケガや病気はもちろん、足のむくみや冷えの原因、予防は言うに及ばず、靴の選び方から正しい歩き方、毎日の足の手入れまで、全てのことを網羅しておりますので、一家に一冊、足のバイブルとして活用していただければ幸いです。

　その結果、足のトラブルから解放されて、１００歳まで元気で自分の足で歩いていただけると期待しています。

名医が教える
# 足のお悩み完全解決バイブル／もくじ



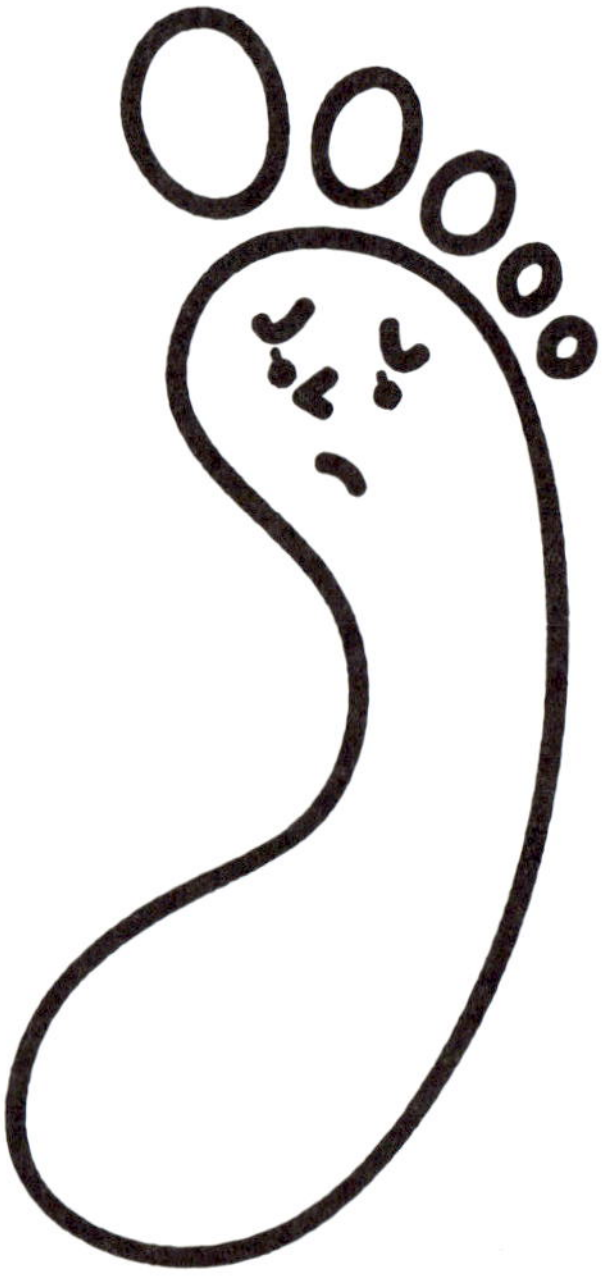

# Part 2 部位ごとに詳しくみる足の不調

全体
Overall



## Part 3 ＞ 不調にあったケアと正しい足習慣

Contents

## お読みになる前に

● 本書では、足の指を以下のように表記しています。

❶ 親指（母趾）…………第１趾
❷ 人さし指……………第２趾
❸ 中指…………………第３趾
❹ 薬指…………………第４趾
❺ 小指（小趾）…………第５趾

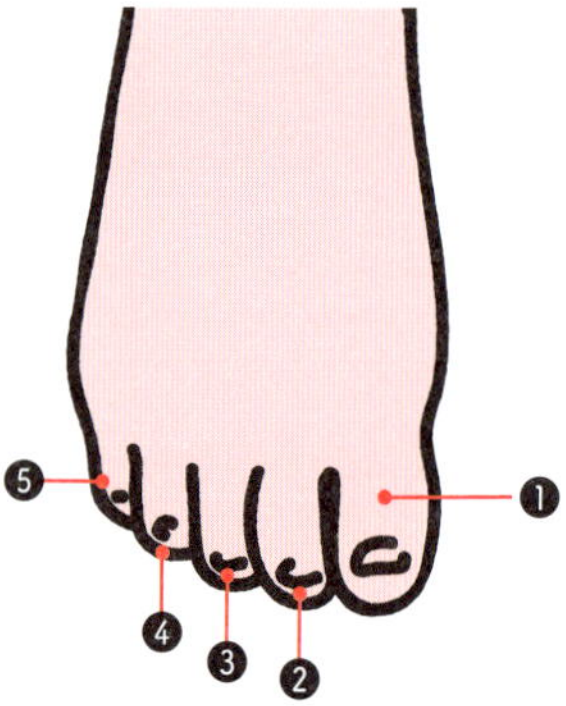


● 本書では、足を３つにわけて説明をしています。

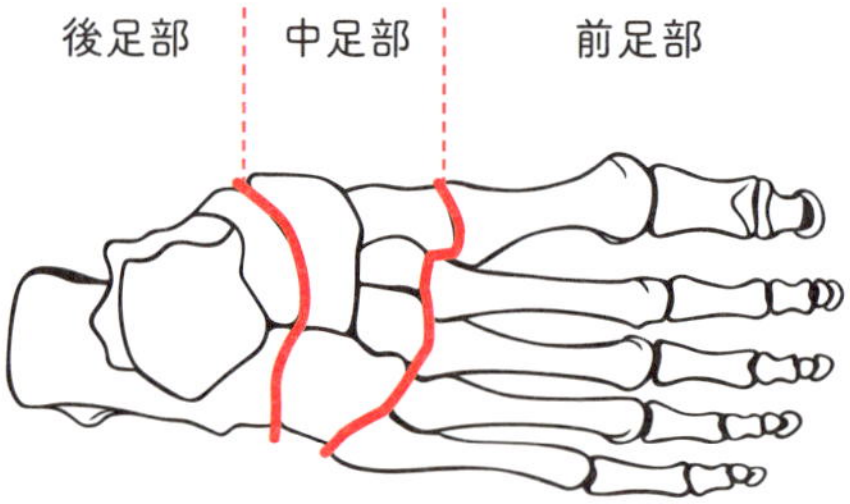


● 疾患名がわかっている人は、そのページからすぐに読み始めることもできます。

# Part 1

# 知っておきたい足のしくみ

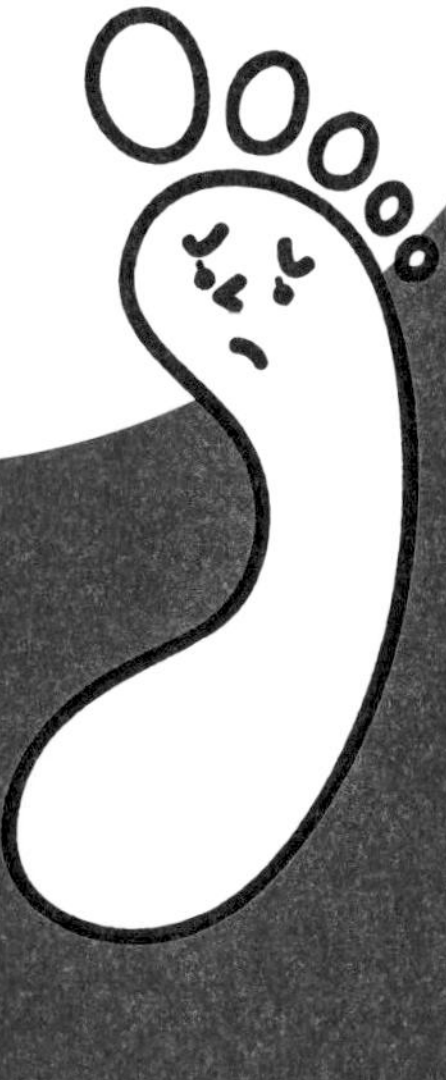

THEME

# ① ヒトの足の進化と二足歩行

進化の過程を知ることがまずは足を知る第1歩

## ヒトの足の進化の過程

生物の起源ははるか5億7千万年前にさかのぼります。ヒトの足の進化の起源はというと、魚の尾ビレが原点。そこから進化してきたといわれています。

魚の尾ビレは哺乳動物の四肢と全く異なっています。サメに代表されるような扇のような骨が走っていて水かきを作っています。しかし、両生類になると、サンショウウオのようにヒトの下腿の脛骨《けいこつ》と腓骨《ひこつ》の2本の骨が現れ、足のつけ根の骨（足根骨《そっこんこつ》）もわかれて足の指も5本となります。さらに、爬虫類になるとかかとの骨が発達

魚の尾ビレからヒトの足まで

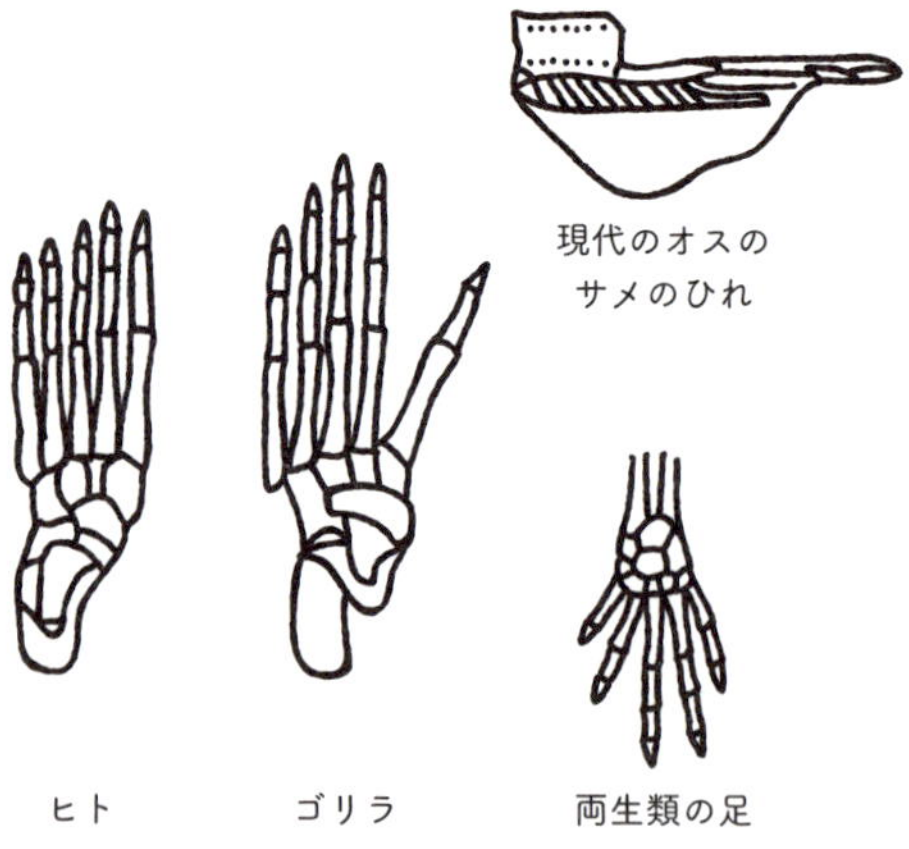

してきて、後ろ足の第1趾（親指・母趾）が、少しほかの指から離れていくのです。

では、進化が進み、霊長類の中でももっともヒトに近いサルの足をみていきましょう。第1趾が短く内方（内反母趾）を向き、親指とほかの指との足全体で物をつかむことができます。さらに、縦のアーチ（土踏まず）がなく、足のつけ根の骨も体格に比較して小さ目です。

## 二足歩行はいつから起こったのか

サルとヒトとの中間の猿人は木の上で生活しながら、直立二足歩行を行っていました。近年、エチオピアで発見されたラミダス猿人の化石は440万年前の地層から出土し、直立二足歩行を行っていたもっとも古い樹上生活者といわれています。ところが、足はサルに近く、第1趾は短く内を向いて物をつかむことができました。しかし、土踏まずはありませんでした。

第1趾がほかの指と平行に並んで、土踏まずが認められたもっとも古いものは、タンザニアのラエトリの遺跡から見つかった360万年前の足跡です。出土した骨格では、180万年前のタンザニア

ラミダス猿人の足

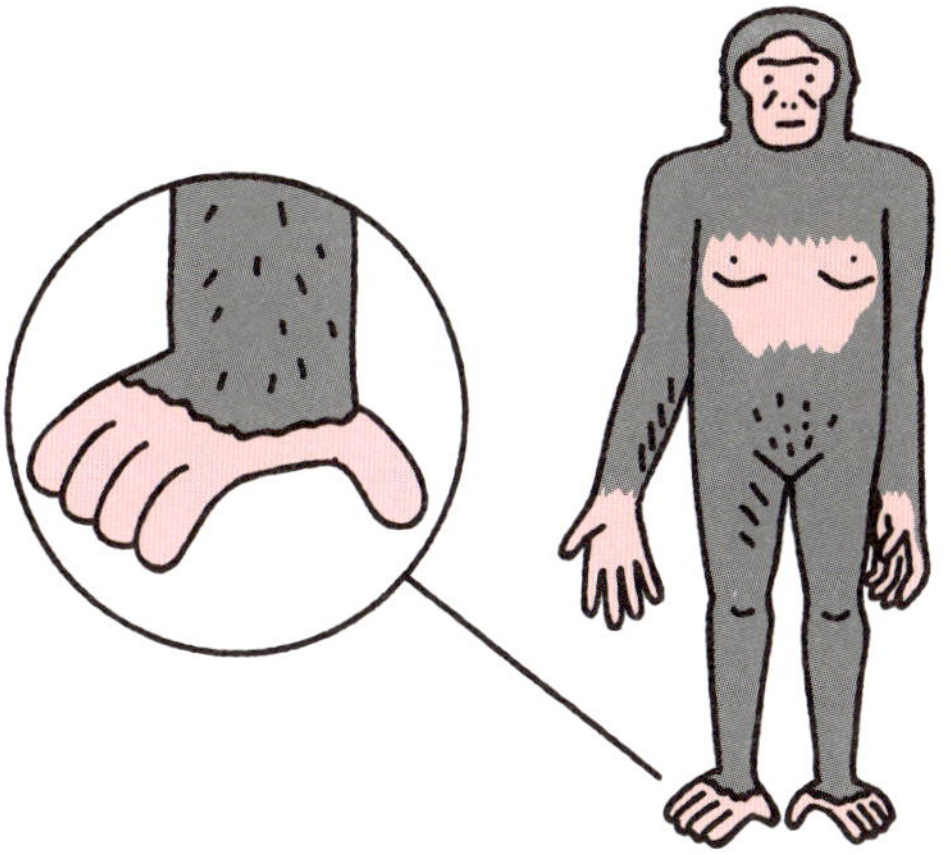

二足歩行を行い、おもに木の上で生活していた。土踏まずはなく、足の親指が内側を向いて物をつかむことができた。

のオルドヴァイ渓谷で発見された猿人のものです。

日本でも縄文時代以前の古代の遺跡から出土した古代人の足跡には、土踏まずは一応あるようですが、第1趾は内反し、かかとが短いという特徴があります。

## 直立二足歩行のしくみと両手の自由

直立二足歩行ができるかどうかには、骨盤の発達の違いがあるといわれています。ヒトの骨盤はほかの霊長類にくらべて大きく左右に張り出し、たくさんの強力な筋肉が内外についているので、二足で歩くことができます。

対して、サルは上半身にくらべてお尻が小さくてスマートなので、常には二足での歩行ができません。ヒトが長時間の立位、急な飛び出しや方向転換、ケンケンやジャンプなどが可能な理由も、この大きな骨盤と周辺の強力な筋肉のおかげというわけです。

また、足の土踏まずがあることも、二足歩行が可能な理由のひとつです。ヒトの足にはアーチ（土踏まず）が縦と横に存在します。

よく知られている縦のアーチは、足の中央部が高くなり、内側が外側より盛り上がっています。横アーチは足の前の部分（前足部）

### アーチ構造

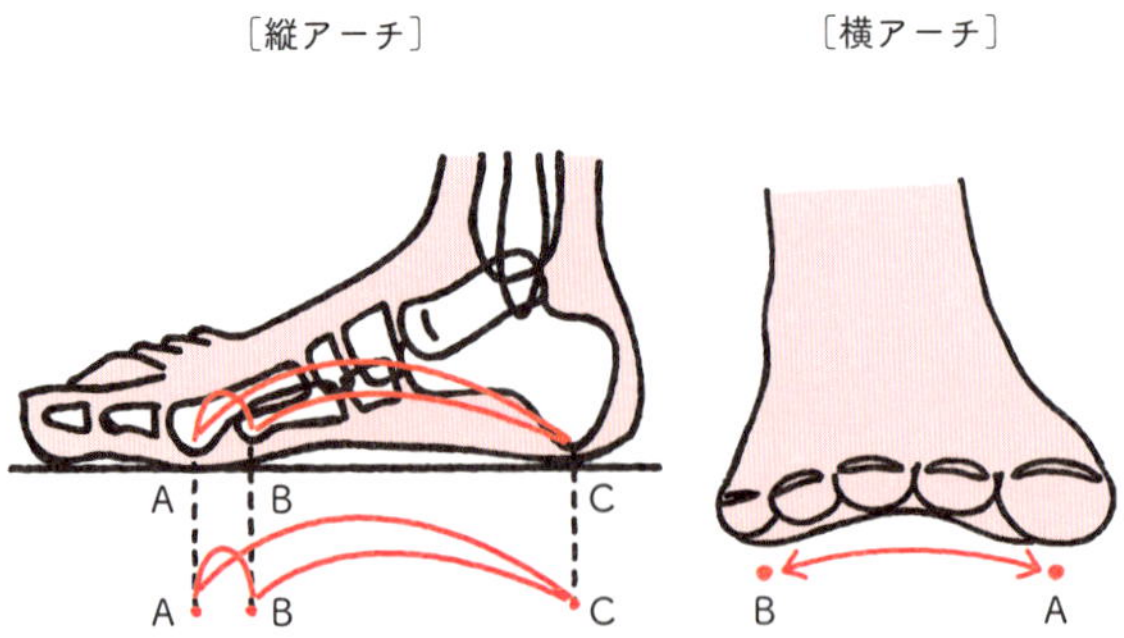


AC,BC：縦アーチ、
AB：横アーチ

縦や横のアーチは、体重を支えるショックアブソーバーの役目だけでなく、次ページの巻き上げ機現象を利用して前に進んだり、飛び上がれるようにする大切な役目がある。

の指のつけ根を前から見ると、第2・3趾（人さし指・中指）を頂点とするアーチが存在します。

この横アーチは立って体重がかかると消えてしまいます。縦のアーチは「巻き上げ機現象」というしくみにより、足の指を上へ向けると、アーチが高くなります。ほかの哺乳動物と異なって効果的に二足で前進できるようになっているのです。

直立二足歩行で、ヒトは手を使って物を運べるようになっただけでなく、食事の道具をつくり、狩りなどで収穫した獲物や果実などを調理することが可能になりました。また、武器をつくり、外敵から自身や家族を守ることもできるようになったのです。

さらに、言語と文化の発達、技術の進歩、環境のコントロール、性的経験の充足などが徐々に行われるようになり、ほかの哺乳動物に差をつけて、目覚ましい進化をとげました。

### 歩行と巻き上げ機現象

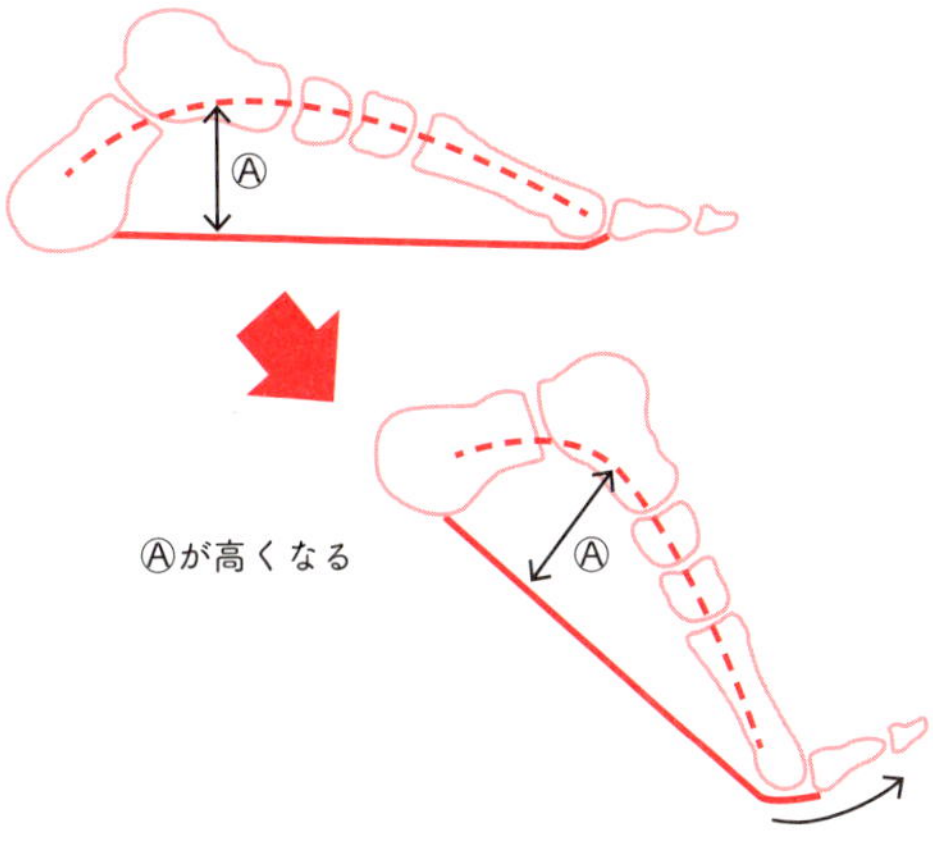


ヒトは歩く際にかかとを床につき、次に足の外側から前足部の指を床につけ、最後に親指を床につけて蹴り出す。この蹴り出しの時には、親指が背屈しており、縦のアーチが高められる。すると、そのアーチは元に戻ろうとする力を生み出し、これが前に進むためのバネの役割を果たし、踏み返しの動作をかんたんにしている。

THEME

# ② 足のしくみを知っていますか？

しくみを
知ることが
元気な足をつくる
基本です！

## 足の骨と関節

足をみていく時に、足根中足関節（リスフラン関節）と横足根関節（ショパール関節）で、前足部、中足部、後足部にわけると便利です。ちなみにリスフランとショパールという名称は、フランスの軍医の名前から由来しています。

前足部は指先から末節骨、中節骨、基節骨、中足骨からなり、手と同じように第1趾だけはふたつの関節だけで動いています。

中足部は縦アーチの頂点にあたり、長崎の眼鏡《めがね》橋と同じような構造で重たい体重を支えています。前足部と中足部の境のリスフラン関節は、三つの楔状骨《けつじょうこつ》と中足骨で木材をつなぐ際の「ほぞ接ぎ」の構造をしており（P20参照）、高いところからの飛び降りや長時間の走行にも耐えられるようになっています。

同じようにショパール関節も舟状骨《しゅうじょうこつ》と距骨《きょこつ》、立方骨と踵骨《しょうこつ》の関節が凹凸になっており、強靭な靭帯とともに、激しい足の使用に耐えられる構造をしています。

後足部は距骨と足ではもっとも大きな踵骨が、少し交差しながら上下に平行にならんでいます。

足関節は脛骨、腓骨と距骨の三つの骨からなり、足のなかではもっとも大きな関節で、範囲も大きく動きます。この関節も脛骨と腓骨で、距骨を取り囲んで「ほぞ接ぎ」の構造を成して、安定性が保たれています。

また、足には腱（筋肉と骨とを結びつけている白い繊維状の組織）の中にあって、筋や腱の運動を高める小豆大の種子骨がたくさん存在します。この種子骨は、人の身体にはなくてはならない骨で、ショックアブソーバー（緩衝装置）などの、重要な役目をはたしています。

一方、足部には進化の過程で、残ったものとも余ったものともいわれる、種子骨によく似た、小豆大の過剰骨があります。これらの過剰骨が思春期の若者に存在するとしばしば運動時の痛みの原因に

足部の骨格

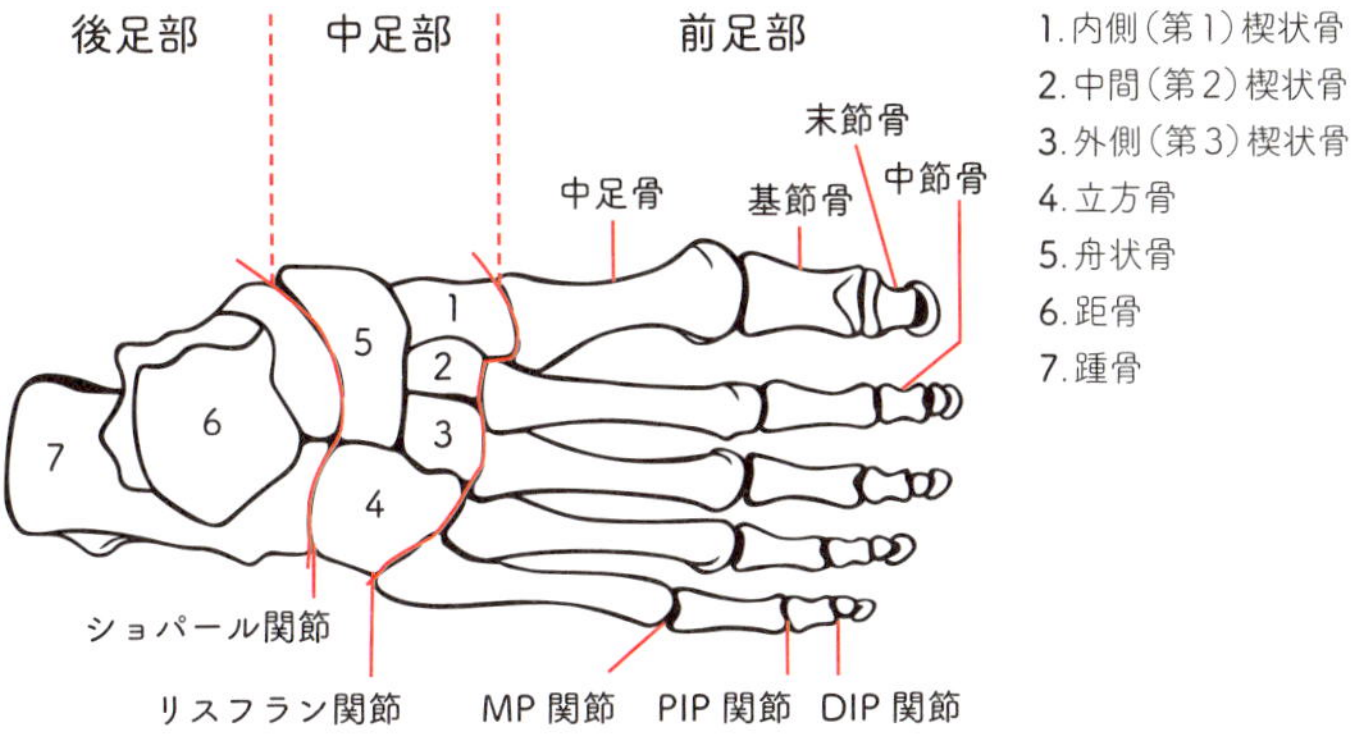

なります。

## 足の筋肉と靭帯

足を強い力で大きく動かす筋肉は、足関節より上の下腿部から起こり、足の各部位についています。その中で下腿三頭筋は、もっとも大きな力で足を下に曲げて（屈曲）、跳ぶことや背伸びを可能にしています。その先端はアキレス腱となってかかとの骨についています。

足の捻挫《ねんざ》は、全身の中でもよく起こる外傷で、20歳を過ぎた人であれば大多数が、程度の差こそあれ、一度は捻挫を経験しています。足の裏側が内側を向いて起こる、もっとも発生頻度の高い捻挫の際に切れる靭帯は、前距腓靭帯《ぜんきょひじんたい》といって足関節の前の外側についています。

## 足の血管と神経

足の動脈は膝の後ろで前方と後方にわかれて、足関節の前方中央と、足関節の内側の後方を走行し、足の背側（上面）と底側（下面）に分布しています。

足関節周辺の靭帯

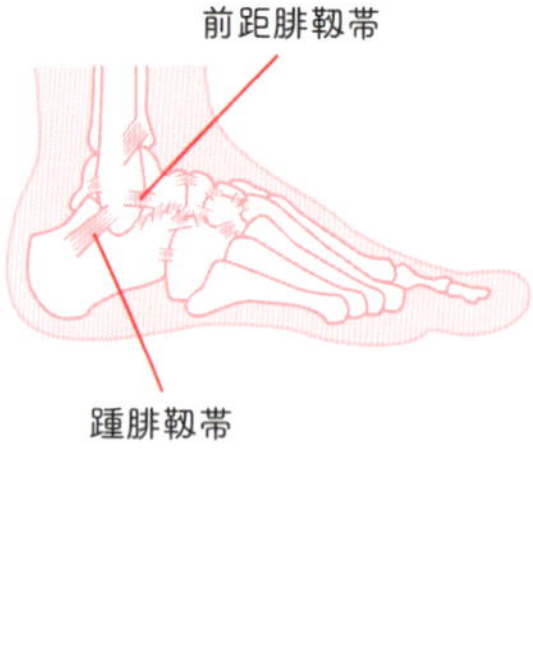


足関節の構造

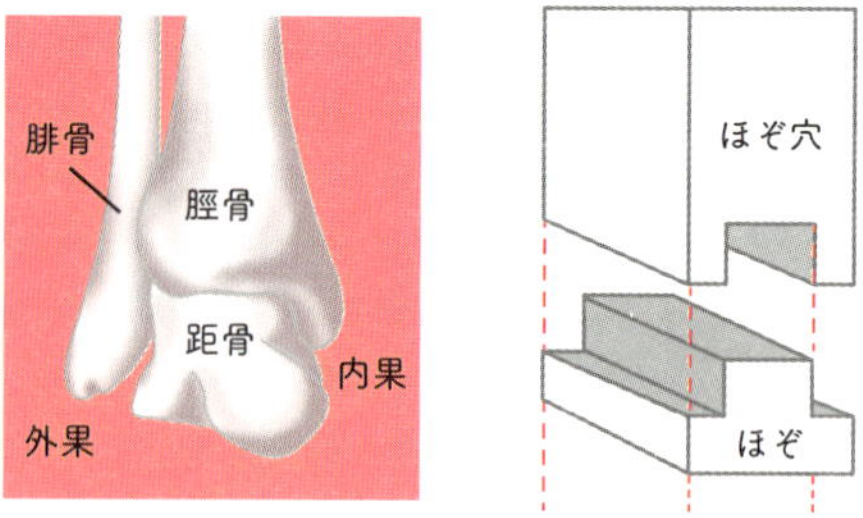


ほぞ接ぎの構造で激しい動きに耐えられる。

神経は坐骨神経から膝の後ろで前方と後方にわかれて、血管と同様に足の背側と底側に分布しています。足の神経は腰の第4・5脊椎および第1仙椎から出ており、足のどの部分が痛むか、もしくはしびれているかで、腰の悪い部分の診断もできます。

## 足のしくみの特徴

人の足はほかの哺乳動物と異なり、縦だけではなく横も含めて三つのアーチがあります（P16参照）。このアーチはショックアブソーバーの役目だけでなく、巻き上げ機現象（P17参照）による身体の推進力や跳躍力を出す働きもしています。

この縦アーチがなくなると扁平足になり、横アーチがなくなると足の指が扇状に開いて開張足（扇状足）となります。そのように指が開いた結果、指の先が靴で圧迫されて外反母趾になるのです。

では、足の特徴がわかったところで、次のページから足の痛む場所とそこに潜む病気についてみていきましょう。

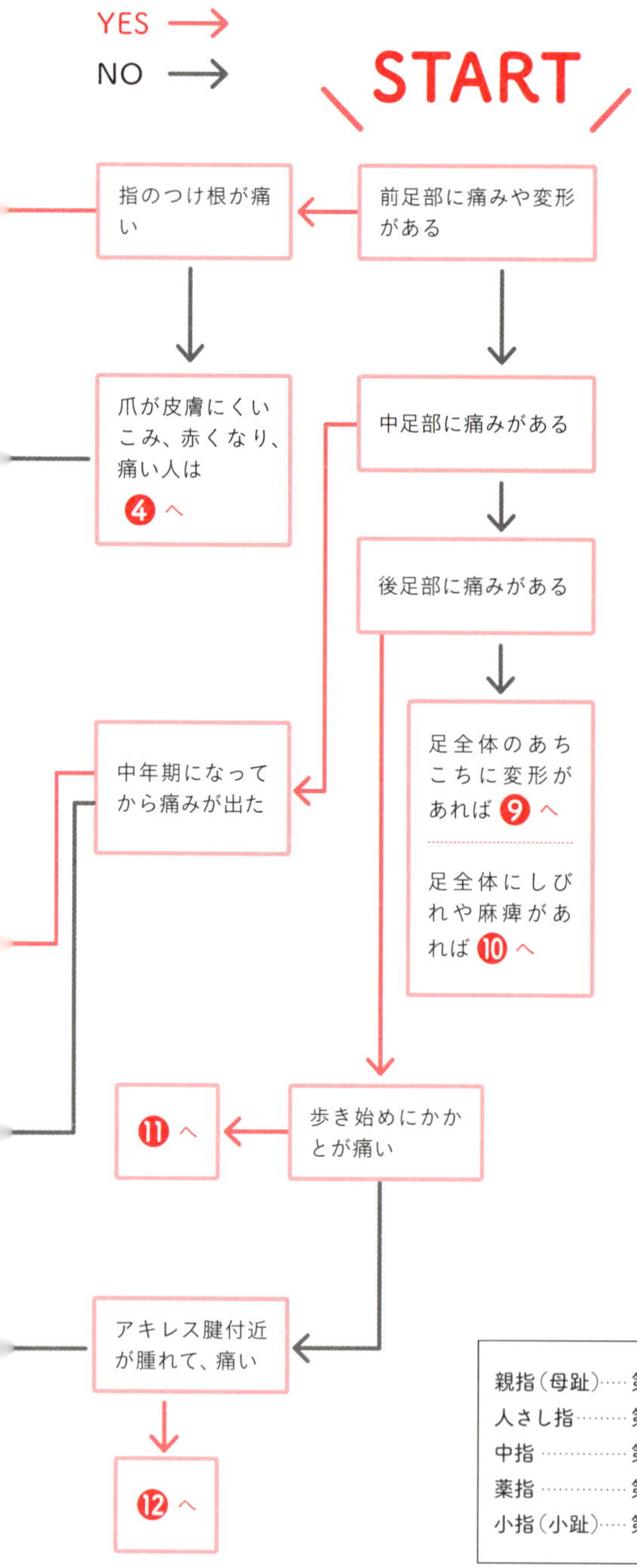


THEME

③

# 足の痛む部分と潜む病気やケガ

あいまいな
足の不調の理由を
見つけるための
フローチャートです。

| | |
|---|---|
| 親指(母趾)…… | 第1趾 |
| 人さし指……… | 第2趾 |
| 中指 ……………… | 第3趾 |
| 薬指 ……………… | 第4趾 |
| 小指(小趾)…… | 第5趾 |

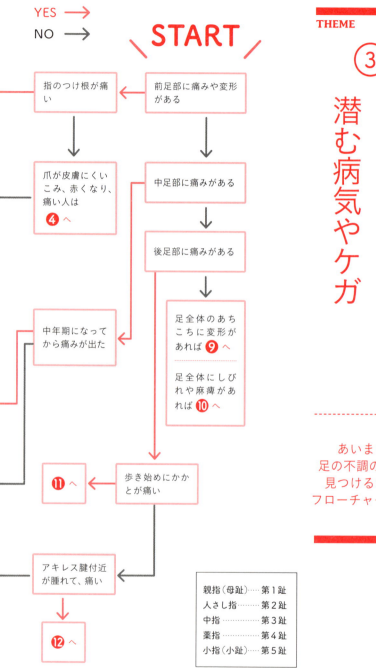

## あなたの足の不調の原因は？

❾ 関節リウマチの可能性あり
→ P82参照

❿ 足のしびれ、麻痺の可能性あり
→ P90参照

⓫ 足底腱膜炎の可能性あり
→ P64参照

⓬ 三角骨障害の可能性あり
→ P61参照
または、アキレス腱付着部炎・アキレス腱滑液包炎の可能性あり
→ P68参照

⓭ 足根管症候群の可能性あり
→ P72参照

⓮ 変形性足関節症の可能性あり
→ P74参照

❶〜⓮以外で、スポーツや足を使う仕事を長時間行った場合は、疲労骨折の可能性あり
→ P108参照

❶ 尿酸値が高ければ痛風の可能性あり
→ P45参照

❷ モートン病の可能性あり
→ P43参照

❸ タコ・魚の目の可能性あり
→ P168参照

❹ 陥入爪の可能性あり
→ P164参照

❺ 外反母趾の可能性あり
→ P32参照

❻ 内反小趾の可能性あり
→ P40参照

❼ 成人期扁平足の可能性あり
→ P52参照

❽ 外脛骨障害の可能性あり
→ P58参照

第１趾のつけ根が痛い人は❶へ

第３趾と第４趾、または第２趾と第３趾の間が痛い人は❷へ

↓

第１趾が変形している人は❺へ

第５趾のつけ根が腫れている人は❻へ

↓

皮膚の一部が厚くなり、痛い人は❸へ

内くるぶしの下が痛い人は❼へ

思春期の人で内くるぶしの下あたりにふくらみがあり痛い人は❽へ

足底がしびれる人は⓭へ

↓

歩き始めに足関節が痛い人は⓮へ

## 部位別チェック

左の図で痛みや不調がある場所の数字と疾患をまずはチェックしてみましょう。なお、ここに疾患名があるにも関わらず、part2で詳しい解説をしていないものは、発生頻度の非常に低い疾患となります。

［前］

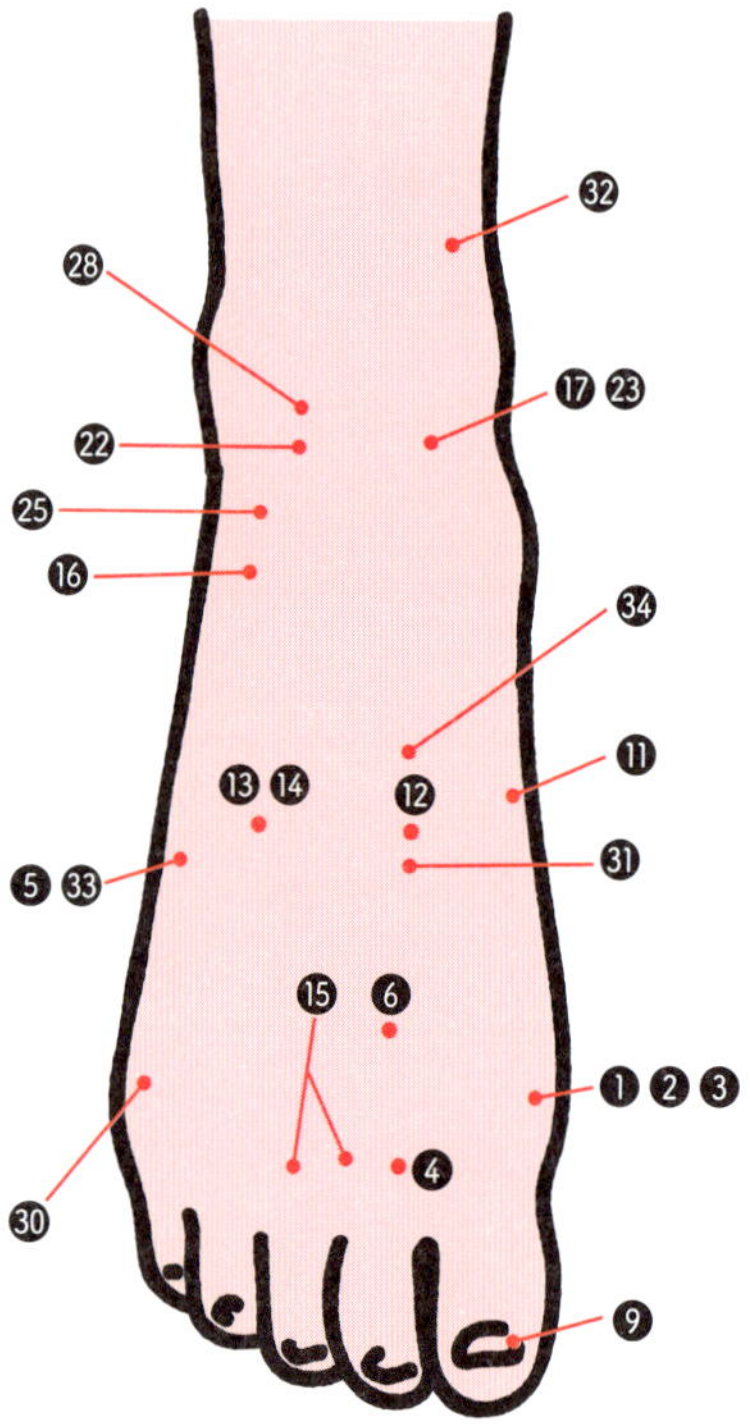


❶ 外反母趾
❷ 関節リウマチ
❸ 痛風
❹ フライバーグ病
❺ 第５中足骨基部骨折
❻ 中足骨疲労骨折
❾ 陥入爪
⓬ 第1ケーラー病
⓭ 踵骨前方突起骨折
⓮ 踵骨・舟状骨癒合症
⓯ 関節リウマチ
⓰ 外側靱帯損傷
⓱ 変形性足関節症
㉒ 骨軟骨損傷（外側）
㉓ 骨軟骨損傷（内側）
㉕ 足根洞症候群
㉘ 足関節前方滑液包炎
㉚ 内反小趾
㉛ リスフラン関節脱臼
㉜ 足関節内果疲労骨折
㉝ 第５中足骨疲労骨折
㉞ 舟状骨疲労骨折

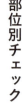

［後ろ］

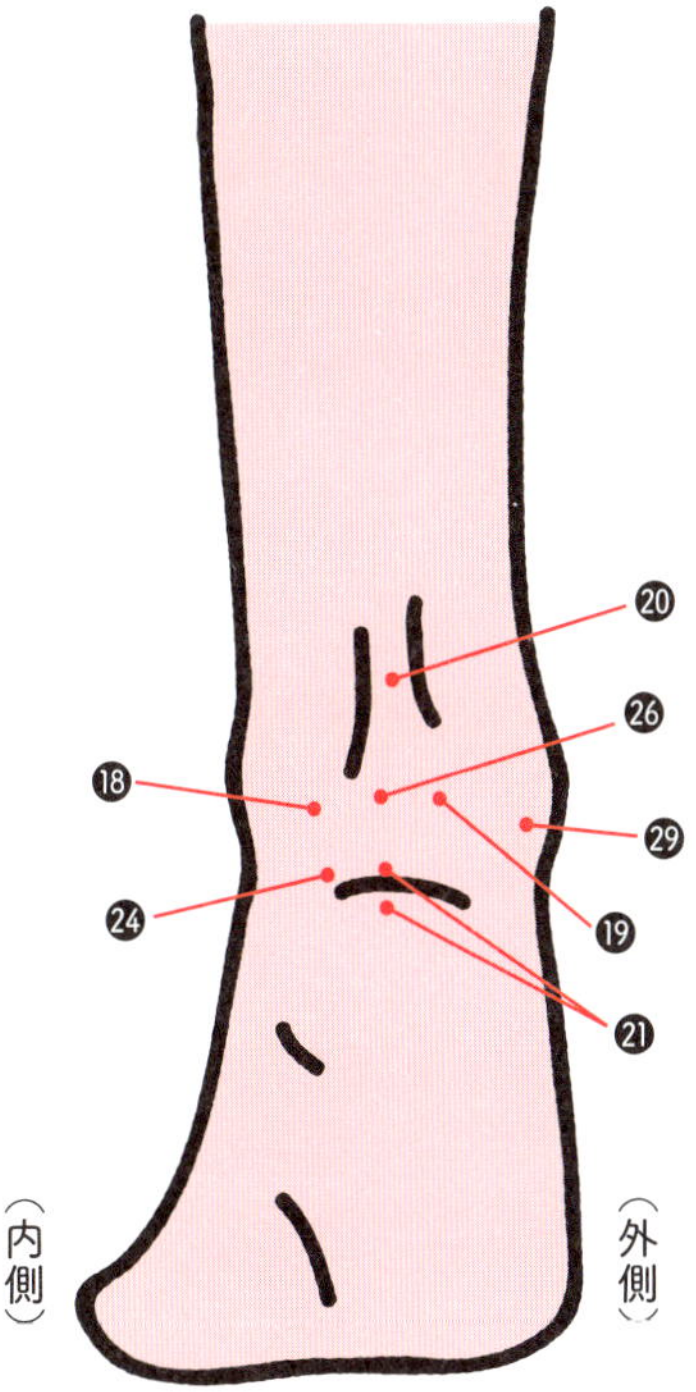


⑱ 足根管症候群
⑲ アキレス腱滑液包炎
⑳ アキレス腱炎
㉑ アキレス腱付着部炎
㉔ 距骨・踵骨癒合症
㉖ 三角骨障害
㉙ 腓骨筋腱脱臼

［裏］

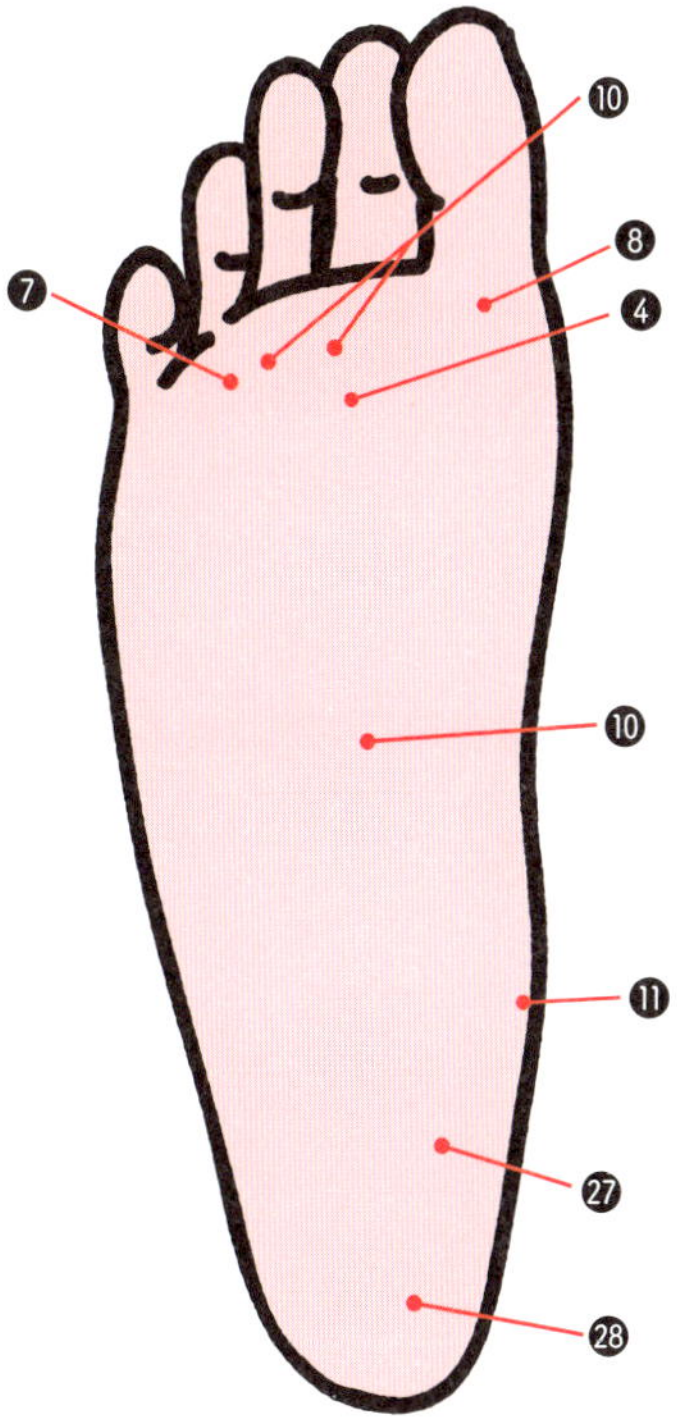


④ フライバーグ病
⑦ モートン病
⑧ 母趾種子骨障害
⑩ 扁平足
⑪ 外脛骨障害
㉗ 足底腱膜炎
㉘ 足関節前方滑液包炎

本書では、足をリスフラン関節より前を前足部、リスフラン関節より後ろからショパール関節までを中足部、ショパール関節より後ろを後足部にわけてみていきます。

## 前足部

❶ 外反母趾 ↓詳細は32ページへ
靴を履いている時間が長くなり急速に増加しています。思春期と30代過ぎの成人に起こります。

❷ 関節リウマチ ↓詳細は82ページへ
30代からの女性に多く、進行すると外反母趾、槌趾《つちゆび》、内反小趾の変形が起こります。

❸ 痛風 ↓詳細は45ページへ
中年以降の男性に多く、安静時痛があります。

❹ フライバーグ病
第2もしくは第3中足骨の先端の骨頭に血行障害が起こり、骨頭の一部に壊死が起こります。

❺ 第5中足骨基部骨折（下駄履き骨折） ↓詳細は108ページへ

下駄を履いている時に、足を捻挫して第5中足骨の基部が折れます。

❻ **中足骨疲労骨折（行軍骨折）** ↓詳細は109ページへ

第2もしくは第3中足骨の疲労骨折のひとつで、思春期の過度の運動で起こります。

❼ **モートン病** ↓詳細は43ページへ

第3・4趾や2・3趾間で、指先に行く神経が締めつけられて痛みとしびれが出ます。

❽ **母趾種子骨障害**

過度の運動で種子骨がふたつにわかれて痛みます。

❾ **陥入爪《かんにゅうそう》** ↓詳細は164ページへ

第1趾に多く、爪が皮膚にくいこんで炎症を起こします。

❿ **扁平足** ↓詳細は48ページへ

横アーチが低下して第2・3趾の足底にタコや魚の目ができて痛みます。

## 中足部

⓫ **外脛骨障害** ↓詳細は58ページへ

10人中2人には存在する過剰骨で、10歳頃から痛み、成人前には痛まなくなります。

⓬ **第1ケーラー病**

舟状骨《しゅうじょうこつ》の一次的な骨の壊死ですが、予後は良好です。

⑬ 踵骨《しょうこつ》前方突起骨折

足が内側に捻れた時にこの部位の靭帯が切れずに、剝離《はくり》骨折が起こります。

⑭ 踵骨《しょうこつ》・舟状骨《しゅうじょうこつ》癒合症

この骨同士が生まれつき一部で接触して癒合しているので痛みます。

⑮ 関節リウマチ ↓詳細は82ページへ

第1趾についでショパール関節が侵されやすく、この部の関節が破壊されて痛みます。

## 後足部

⑯ 外側靭帯損傷 ↓詳細は94ページへ

足の捻挫《ねんざ》で起こるもっとも多い外傷で、この部の靭帯が切れます。

⑰ 変形性足関節症 ↓詳細は74ページへ

我が国では足関節の内側から起こる内反型がほとんどで、この部位から痛み出します。

⑱ 足根管症候群 ↓詳細は72ページへ

ガングリオン（ゼリー状の内容物がたまる良性の腫瘍）や癒合症による異常な骨などが、脛骨神経を圧迫して、この部位が痛んだり、足底がしびれたりします。

⑲ アキレス腱滑液包炎《かつえきほうえん》 ↓詳細は68ページへ

靴の後ろの縁とかかとの骨の間でアキレス腱が圧迫されて起こります。

**⑳ アキレス腱炎**
アキレス腱部に痛みと圧痛があり、ときには腫れて赤くなります。

**㉑ アキレス腱付着部炎** ↓詳細は68ページへ
過度の運動後にアキレス腱のかかとの骨についている部位が炎症を起こして痛みます。

**㉒ 骨軟骨損傷（外側）**
足の捻挫後に距骨のドームの外側が傷つきます。

**㉓ 骨軟骨損傷（内側）**
足の捻挫後に距骨のドームの内側が傷つきます。

**㉔ 距骨・踵骨癒合症**
これらの骨同士が生まれつき一部で接触して癒合しているので痛みます。

**㉕ 足根洞症候群《そっこんどうしょうこうぐん》**
捻挫後に起こることもあり、足関節前下方のくぼみに痛みが出ます。

**㉖ 三角骨障害** ↓詳細は61ページへ
足を底屈したり正座したりすると、この余分な骨のために足関節の後ろが痛みます。

**㉗ 足底腱膜炎** ↓詳細は64ページへ
立ち仕事をする中年の女性に多く、歩き始めが痛み、少し歩くと痛みが和らぎます。

**㉘ 足関節前方滑液包炎**
すわりダコともいわれて腫れてブヨブヨしていますが、痛まないことが多いです。

㉙ 腓骨筋腱脱臼
捻挫や足を急激に背屈すると、この腱が溝を乗り越えて脱臼し、習慣性になります。

㉚ 内反小趾　↓詳細は40ページへ
第5趾が靴の中で圧迫されて内側を向き、指のつけ根が飛び出して痛みます。

㉛ リスフラン関節脱臼骨折　↓詳細は106ページへ
つま先立ちの状態で、上から大きな力がかかり、第1・2中足骨の間が開いて痛みます。

㉜ 足関節内果疲労骨折　↓詳細は110ページへ
思春期の過度のスポーツで起こり、足関節の内くるぶしが痛みます。

㉝ 第5中足骨疲労骨折　↓詳細は109ページへ
ジョーズ骨折ともいわれ、過度のスポーツで下駄履き骨折とほぼ同じ部位が骨折します。

㉞ 舟状骨《しゅうじょうこつ》疲労骨折　↓詳細は110ページへ
思春期の過度のスポーツにより、舟状骨の中央部で骨折します。

# Part 2

# 部位ごとに詳しくみる足の不調

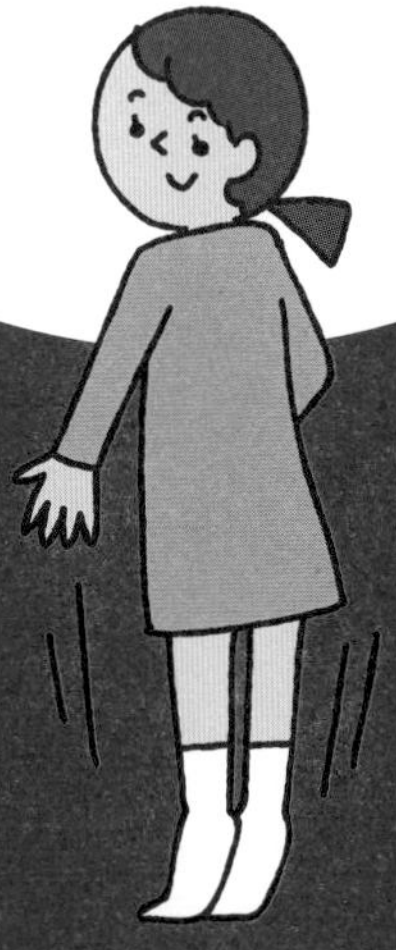

THEME

①

（前足部 Forefoot）

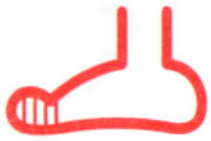

# 指や指まわりの痛み・しびれ

この部位の痛みの多くは靴にまつわるトラブルです

## 外反母趾

外反母趾《がいはんぼし》は第1趾（親指・母趾）のつけ根から前の部分が体の外側に向かって変形し、そのために靴の中でつけ根が圧迫され腫れて痛みます。10代から変形が起こるタイプと、30代の後半頃から起こるタイプがあります。

前者は生まれつき外反母趾になりやすい特徴があり、親などが外反母趾になっていることもあります。後者は20～30代にハイヒールをはじめとする靴を、長く履くことで起こります。さらに中年期の肥満と筋力低下も発生の原因になります。

一般人が靴を履かなかった第二次世界大戦前には、外反母趾になるのはほんの一部の高貴な身分の人のみでしたが、戦後に急増した症状です。

## なぜ外反母趾になるのか

遺伝的な素因も関係しているといわれますが、明確ではありません。しかし、第2趾（人さし指）よりも第1趾の長いエジプト型の足が外反母趾になりやすいです。日本では、エジプト型の足が多いので、今後はますます外反母趾が増加すると思われます。

また、扁平足（P48参照）と密接な関係があり、足の縦と横のアーチが崩れると、足指の先が広がり、靴の中で指先が体の外側に押しやられて外反母趾になります。

靴やハイヒールなどの長時間の着用は大きな原因です。かかとの高い靴を履くと、体重の三分の一が足の前方部に掛かり、指が靴で強く圧迫されます。

これに中年期の肥満と筋力低下が加わると、アーチがくずれてきて外反母趾を発症するのです。

## 手術以外の治療はあるのか

### ①靴の改善

かかとの高いハイヒールを履くことは、極力避けることが大切で



さまざまな足型

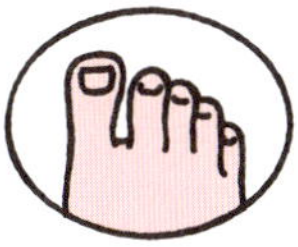

エジプト型

親指がもっとも長いタイプ。

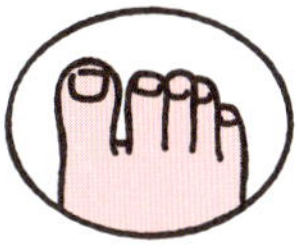

正方形型

親指と人さし指が同じ長さ。

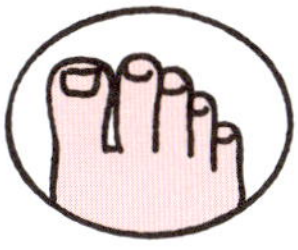

ギリシア型

人さし指がもっとも長いタイプ。

ハイヒール内の足の状態

［正面］

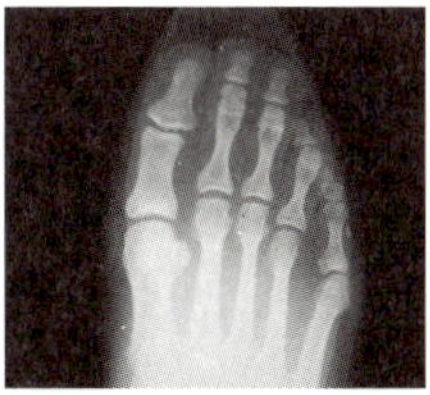

［側面］

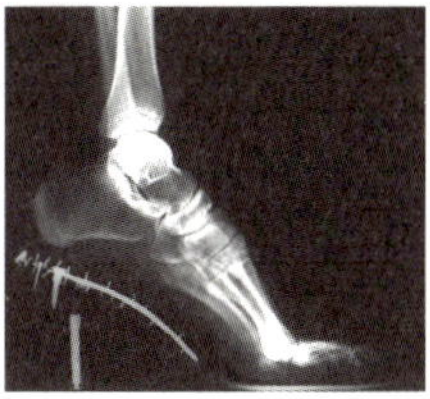

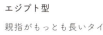

す。許されれば、仕事上で必要な時だけにして、通勤中や会社内にいる時はスニーカーやかかとの低い靴を履くように心がけましょう。

また、靴は第1趾や第5趾（小指・小趾）のつけ根の周囲が靴の中でぴったりと合っており、歩行時に足が靴の中で、前後に動かないことが重要です（P123参照）。

第1趾が少し体の外側に曲がって外反母趾の傾向のある場合、靴が第1趾にぴったりと当たると痛むことがありますが、痛まないようにとゆるい靴を選ぶと、靴の中で足が前後に動いて、外反母趾の変形を悪化させます。できるだけ足囲がぴったり合った靴を選ぶようにしましょう。

### ②体操療法

外反母趾の予防や、少し第1趾が体の外側に曲がりかけているような場合には、足の指を使った体操が有効です。もっとも効果がある体操は「グーチョキパー体操」です。

ヒトはサルのように足の第1趾が体の内側に向いていませんので、この体操はすぐにはできません。最初はできなくても、1日に5〜10分間、毎日行うと、1週間ほどでできるようになります。この体

やってみよう！ 体操療法

**グーチョキパー体操**

1日に5分〜10分間毎日行う。

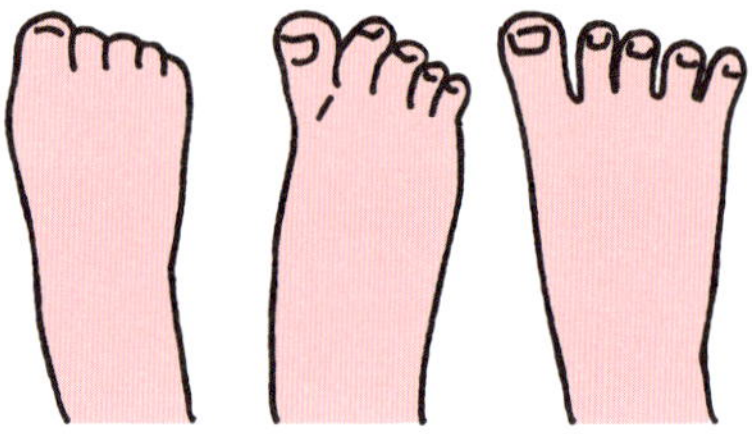

**ホーマン体操**

太めの輪ゴムを両足の親指にかけて、足の前方を開く。20回くらい行う。

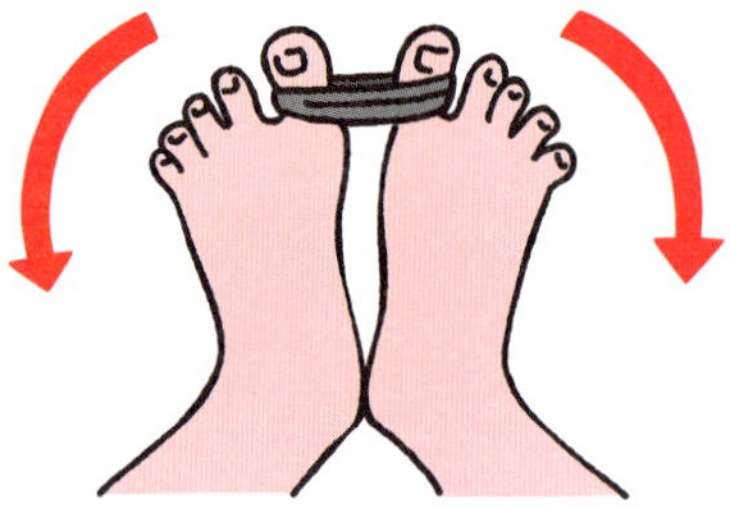

操で、第1趾が少しだけ外反傾向な軽症の場合は変形が進まなくなります。

すでに変形が強く重症の場合は、この体操を試みてもできません。これは第1趾を「パー」のように体の内側に向ける筋肉が、外反母趾変形によって移動させられて働かなくなったためです。

伝統的な体操療法に20世紀初めから行われている「ホーマン体操」があります。これは、太めの輪ゴムを両足の第1趾にかけて、足の前方を開くことで、外反母趾を矯正します。

外反母趾と密接な関係にある扁平足を予防するために、足の内・外がえし運動も効果があります。イスに腰をかけ、足を下に垂らしながら内方に曲げる内がえし運動と、足の前を上げながら外方に曲げる外がえし運動です。

また、タオルを床に広げ、その上に両足を置いて、足指全体でタオルをたぐり寄せるタオルつかみ運動も、足底の筋肉を鍛えるのに大変有効です。

## ③ 装具療法

外反母趾の変形を治す（矯正）ための装具もたくさん紹介され、

### 内がえし・外がえし運動

イスに座って行う。足底が内側に向く内がえしと、足底が外側に向く外がえし運動の内・外を10回くらい行う。

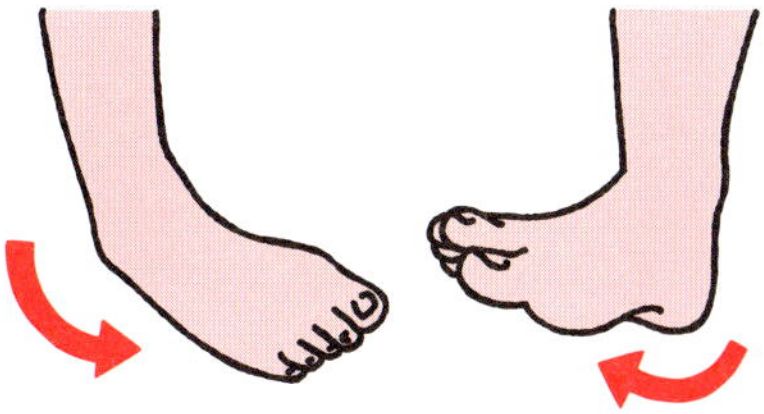

### タオルつかみ運動

イスに座り、床に広げたタオルに両足を置き、足指全体でたぐり寄せる。10回くらい行う。

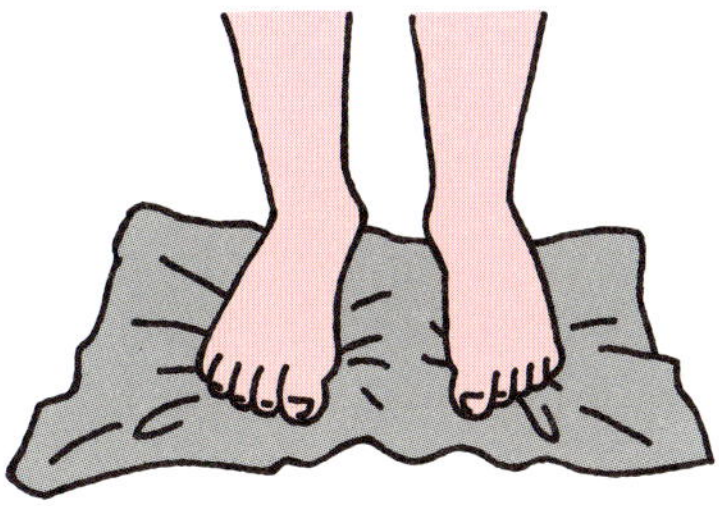

市販されています。矯正用の装具は変形が軽い場合には効果があり、変形の進行を止めることができます。しかし、靴を履いた時にも着用できる装具は、矯正力が弱いものです。一方強力な装具はかさばるために、屋内や睡眠中に限られます。

変形が強い場合には、矯正用の装具をつけるとかえって痛んで夜間に眠れないこともあります。また、その効果もあまり期待できません。

## 外反母趾の手術とは

### ①どのような場合に手術が必要か

どのような場合に、外反母趾の手術を受けるのかというと、それは靴を履いて歩く時に痛みがあり、つねに外反母趾が気になる場合です。

足の第1趾が、第2趾の下にもぐりこんでいるようなひどい変形があっても、靴を履いて外出することがあまりなければ、痛みなく歩くことはできるので、手術の必要はありません。

一方、決められた靴の着用が義務づけられている場合には、変形が軽度でも、靴を履くと痛むので手術をすすめます。手術後3か月

外反母趾矯正用装具

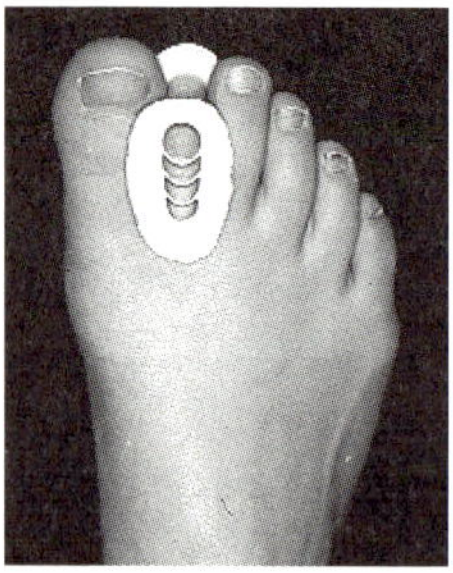

もっとも簡便で着けても靴が履ける。

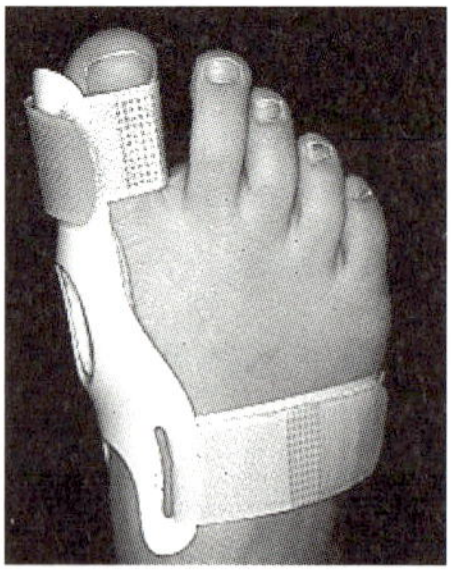

左右の装具の中間で靴を履くこともできる。

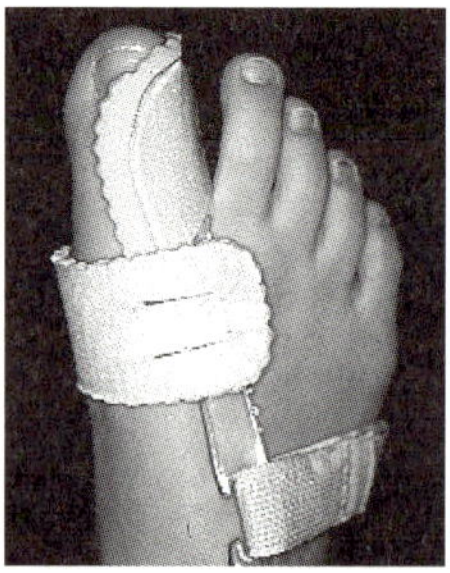

矯正する力が強いが変形のある足には痛む。

を過ぎると履けるようになるので、若い女性などでハイヒールを履きたいという希望がある場合には、手術をすすめます。

また、横アーチが崩れて前足部が広がり開張足となり、その結果、第2・3趾のつけ根の足底に、タコや魚の目ができて強く痛むことがあります。この場合にも手術の対象になります。つまり、手術は外反母趾の変形の程度で決めるのではなく、患者さんが靴を履いて歩行する時の痛みの程度や不自由さで決まるのです。

## ②どのような手術方法があるのか

手術の方法として19世紀の終わりから欧米において、150種類を超す方法が発表され、行われてきました。一般的に広く行われているのは、第1趾の中足骨で骨切りして変形を直す方法です（P38参照）。

中足骨の骨切りの中でも、前方、中央、後方部分にわけられますが、変形の軽い場合には前方で、強い場合には中央や後方で行われます。つまり、ひとつの方法で全ての変形を治すのではなく、変形の強さによって手術法を選ぶのが最近の傾向です。もっとも広く行われている方法は、中足骨の中央で斜めに骨を切る方法で、よい結果が出ています。

第1趾のつけ根の内側が靴にあたって痛むだけでなく、縦アーチの崩れとともに、横のアーチも崩れて開張足になり、足の裏の第2・3趾のつけ根の部分に、タコや魚の目ができて痛む場合、つけ根の関節が脱臼している場合には、第2もしくは第2・3趾を手術で短くします。

その結果、足底にかかるストレスが減少して、自然にタコや魚の目が消えます。

手術は両側とも外反母趾変形がある場合には、両側同時に行います。一般的なスケジュールは、前日に入院して、手術の翌日からかかとで歩行してトイレに行きます。抜糸が可能な手術後10日前後には、前足部も床につけて歩行します。抜糸が終われば退院できます。自宅が病院の近所であれば10日間も入院の必要はなく、早期の退院も可能です。

退院後は2週間後、1か月後、2か月後、3か月後に通院します。骨切り部の癒合の状態にもよりますが、術後2カ月後から普通の歩行やつま先立ち（背伸び）、さらには車の運転もできます。

## ③手術後の注意事項

術後は変形の再発防止のため、「グーチョキパー体操」を中心とするリハビリテーションが大切です。1日1度は足の手入れを欠かさず行いましょう。若い女性の場合は、術後3か月を過ぎたら、ハイヒールの着用を許可していますが、できればかかとの高い履物は避けた方が再発の予防になります。

斜め骨切り術と第2趾の短縮術

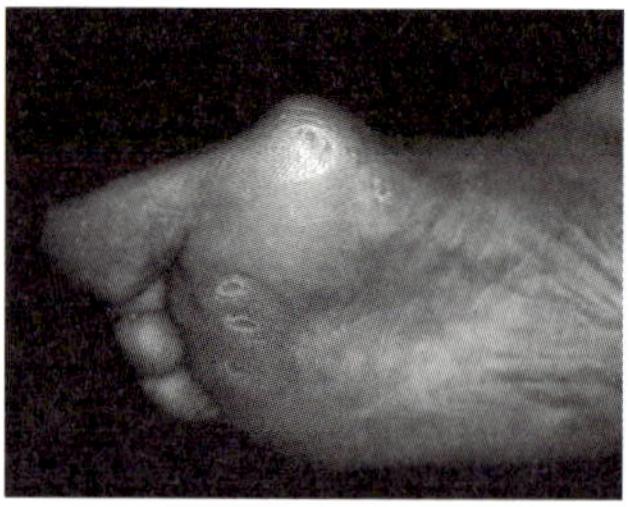

外反母趾で開張足になり、親指と人さし指や中指の足底にタコができてしまうと手術が必要になる。

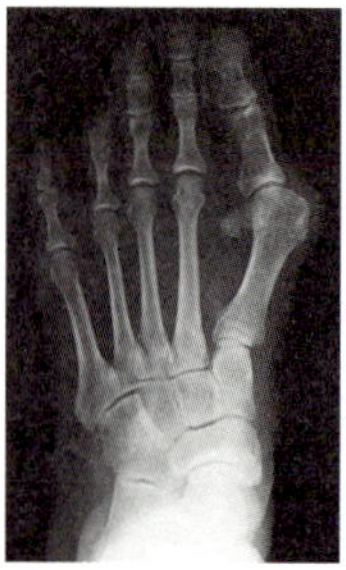

［手術前］

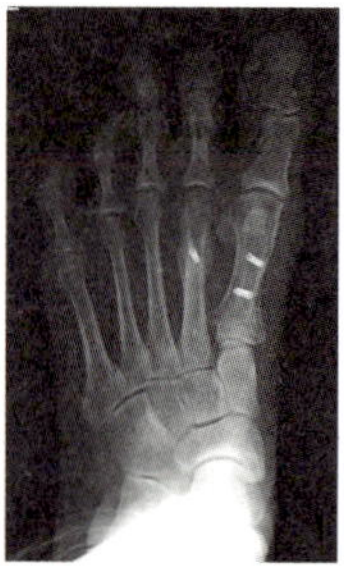

［手術後（2年）］

## 外反母趾の予防法と注意点

❶ できるだけかかとの高い靴は履かない

❷ 靴の中で足が前後に動かないように、足囲（P123参照）のぴったりとした靴を履く

❸ 1日に1度は足の手入れをして、足を観察する

❹ 1日に1度は「グーチョキパー体操」をする

※少し外反母趾変形が出ている場合には、さらに「ホーマン体操」や「タオルつかみ運動」を加えて行います。

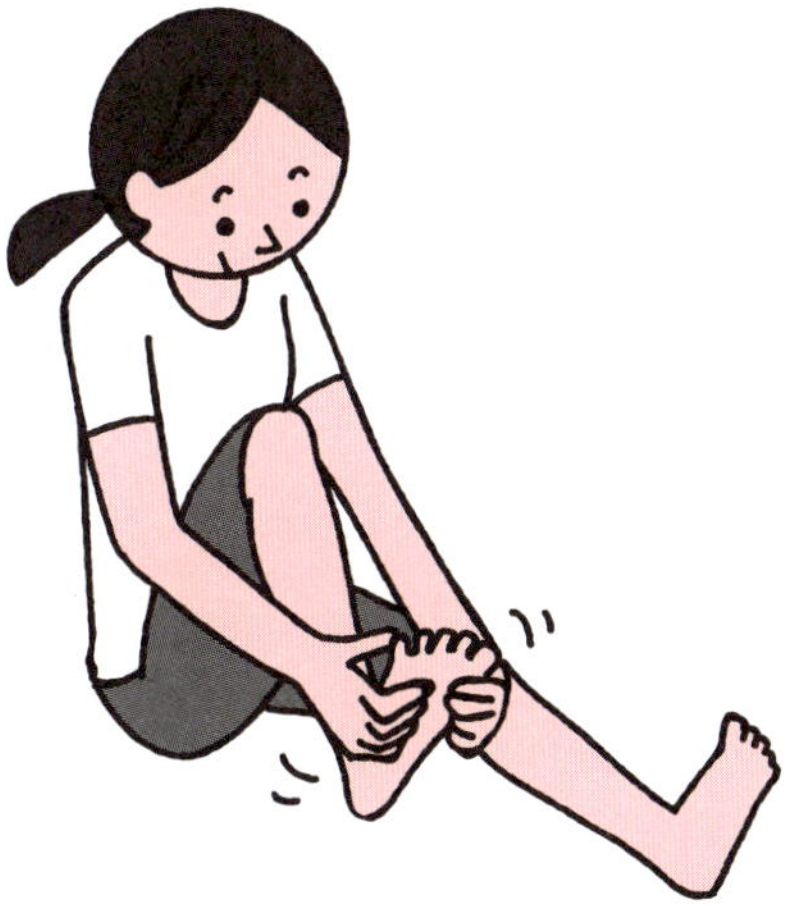

## 内反小趾

近年の靴を履く時間が長くなり、靴で圧迫された第5趾（小指・小趾）が体の内側に向く（内反）変形が急に多くなってきています。

これは内反小趾といって、外反母趾の反対で、足の外側で第5趾が内反してつけ根が突出して痛みます。

### なぜ、内反小趾になるのか

横のアーチ（P16参照）が崩れて、前足部が広がって開張足（扇状足）になると、先の狭い靴の中で指のつけ根から先が、押し曲げられて起こります。そのため、しばしば外反母趾に合併して起こります。もちろん、最近では内反小趾による痛みだけに限定されて起こることも、多くなってきています。

### 痛みが出たときの対処法

靴の選択時には足囲がぴったりして、先に余裕のあるものを履くことをおすすめします。また、「グーチョキパー体操」（P34参照）

内反小趾

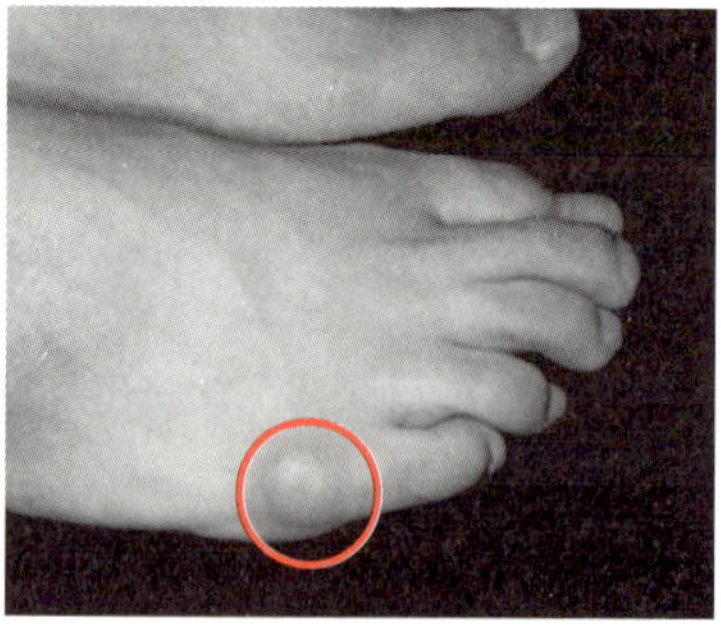

小指のつけ根が盛り上がり痛む。

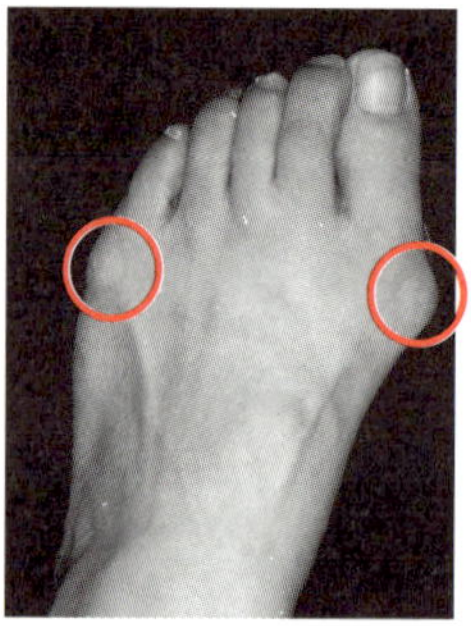

外反母趾に合併して起こることがある。

も効果がありますが、第5趾を動かすことは難しいでしょう。第4・5趾間に指間装具をはめることも大切です。横アーチを保持するために、靴のなか敷きも効果があります。発赤や熱感がある場合には、消炎鎮痛剤を服用したり、ぬり薬や湿布を貼ったりします。

## 内反小趾の手術とは

### ①どのような場合に手術が必要か

外反母趾と同じように、靴を履いて歩行する際に、第5趾が靴に当たって痛み、つねに気にしながら歩くようなら、手術治療が必要になります。曲がりがひどくても、靴を履いての歩行に支障がなければ、手術をする必要はありません。

### ②どのような手術方法があるのか

欧米を中心に、外反母趾と同じように非常に多くの方法が報告され、実際に手術が行われてきました。

簡単に突出した部位の骨だけを切除しただけでは再発することが多く、外反母趾同様に中足骨の前方、中央、後方で骨切りを行って矯正します。

多くの場合、外反母趾に合併しているため、同時に両者を手術します。

## 内反小趾の予防法と注意点

❶ できるだけ先の尖った靴は履かない

❷ 靴の中で足が前後に動かないように、足囲のぴったりした靴を履く

❸ 靴になか敷きを入れたり、指間装具をつけたりする

❹ 1日に1度は「グーチョキパー体操」をする（P34参照）

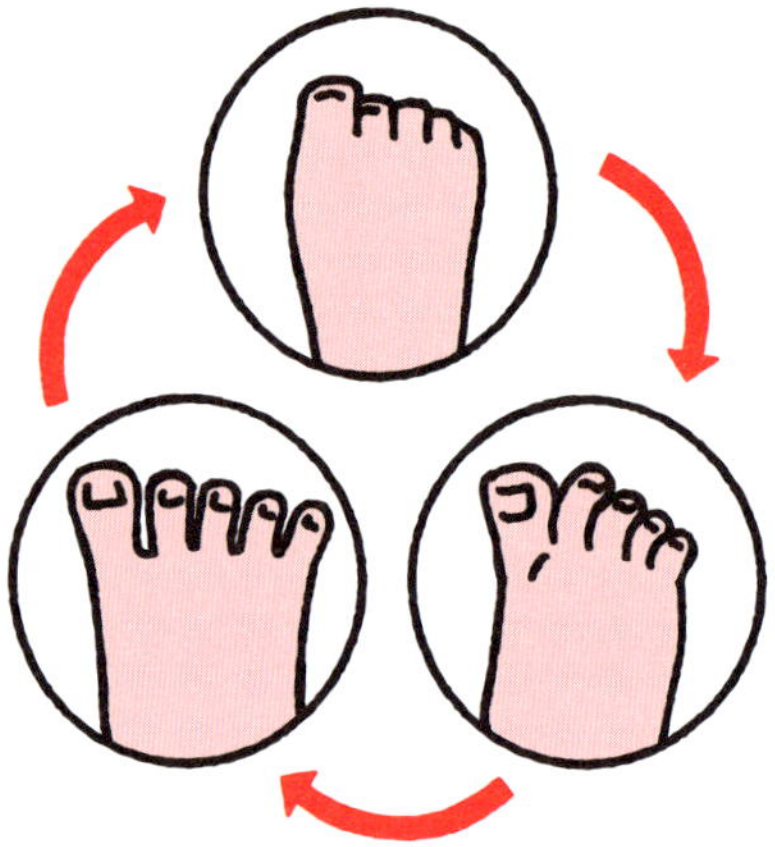

## モートン病

足の指の第2・3趾もしくは第3・4趾のつけ根の間に、歩行で踏み返す時に鋭い痛みを感じます。この症状は裸足の時よりも、靴を履いている時によく感じます。

進行すると指の間の感覚が異常になり、鈍くなったり、ピリピリと感じたりするようになります。

### なぜ、モートン病になるのか

これは指に行く神経（趾神経）が、中足骨の頭部で締めつけられたり圧迫されたりして起こります。

歩くたびに締めつけられると、神経が炎症を起こして太くなり、さらに締めつけられやすくなり、症状がひどくなります。

### モートン病の治療とは

まず、前足部の横軸アーチをつけた靴のなか敷きを、足に合わせて作製してつけます。さらに、趾神経が交差している指のつけ根に、



モートン病の部位と原因

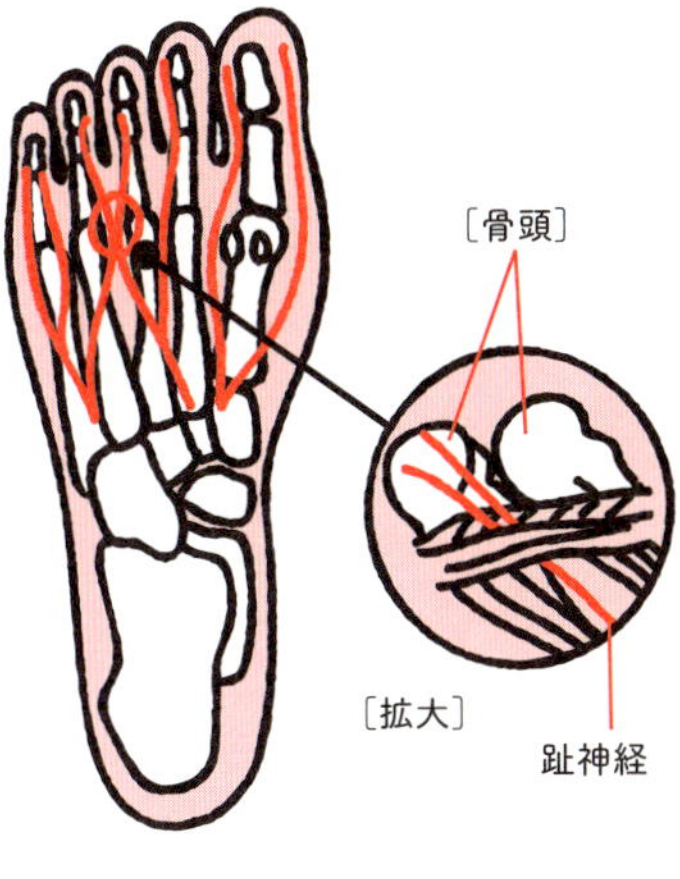


中足骨の骨頭で趾神経が締めつけられる。

痛み止めと炎症止めの注射をします。この注射が有効で、これだけで多くの場合、痛みが減少します。

注射や靴のなか敷きで効果がない場合は、手術的に炎症で腫れた趾神経を切除します。手をはじめ体のほかの部位の神経を切除することはほとんどありませんが、この趾神経は切除しても、あまり困ることはなく、2、3年後には感覚が回復してきます。

## モートン病の予防と注意点

❶ 足の第2・3趾もしくは第3・4趾が、歩行の踏み返し（蹴り出し）時に痛む時は、この病気を疑う
❷ 足の前述の部位がしびれる時は、この病気を疑う
❸ 注射である程度の強い痛みがとれれば、違和感が残存していても、徐々に症状はなくなっていくことが多い
❹ 1日1回は「グーチョキパー体操」（P34参照）をする

モートン病の趾神経と切除した趾神経

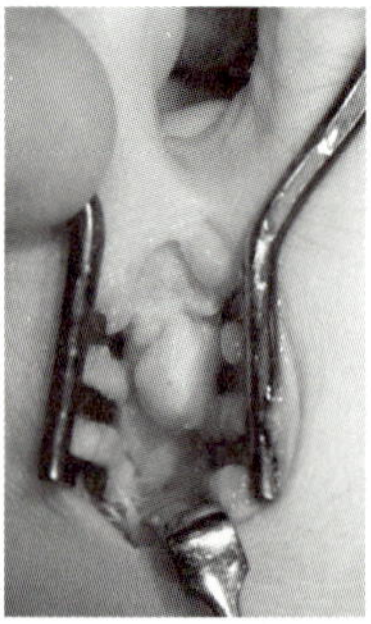

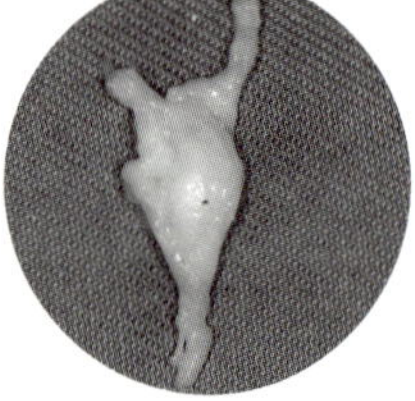

第2・3趾間の趾神経。

## 足の痛風

血液中に尿酸が多くなり、それがかたまり（結晶）となって血管から出て関節部に溜まります。その時、炎症を起こして関節が赤く腫れて痛みます。じっとしていても、風が吹いても痛むので痛風と呼ばれています。

足部はよく発症するところで特に第1趾のつけ根、足の甲、アキレス腱の付着部などに起こります。そのほかでは、耳たぶに痛風の結節（豆粒大の腫れもの）ができ、腎臓にも尿酸の結石ができて痛むことがあります。

### こんな症状が出てくる

激しい運動後に暴飲暴食すると、その夜間に起こります。とくに、多量のビールと肉類を食べると、足の第1趾のつけ根が赤く腫れて痛みます。

筆者も経験者で、暑い日のゴルフ後に、パーティーで焼き肉を食べて多量のビールを飲んだ夜間に起こりました。第1趾のつけ根が、少し赤くなって腫れており、当初はトゲが刺さったと思い、灯りをつけて第1趾のつけ根を観察しましたが、トゲは刺さっていませんでした。

そのほかには、足部では足の甲やアキレス腱の付着部によく起こり、肥満や高血圧などの生活習慣病と合併することがあります。発作がよく起こる場合には、その前兆となる「むずむず感」を感じることがあります。

## 診断の方法は

症状から比較的診断は明らかですが、受診して血液中の尿酸値を測定してもらいます。尿酸値が7.5㎎／dℓ以上になると、血液中で尿酸が結晶になりやすくなります。

この値には測定方法により多少の差があり、個人により発作が出る値にも差があります。すなわち、7.5㎎／dℓ以下でも発作が出ることがあり、9㎎／dℓを示す場合でも発作が出ないことがあります。

## 痛風の治療と予防は

まず、食事を改善することです。尿酸が血中に増えないように、プリン体の少ない食品を選んだ食生活にかえることが大切です。

プリン体の少ない食品は、野菜、チーズ、鶏卵などですから、肉食から菜食にかえます。注意しなければならないプリン体の多い食物は、肉類でもとくにレバー、エビやイカなどの海産物、飲み物ではビール等で、これらを控えることが基本です。

## 痛風の発作時の対応とその後の治療

痛風の発作が起きたら消炎鎮痛剤の痛み止めを飲み、発作の起こっている局所にはステロイドの注射が有効です。それでも効果がない場合には、コルヒチン®という薬を1時間おきに1錠ずつ飲んでいくと3、4錠で効果が出ます。この薬剤の副作用は下痢ですので、下痢を生じた時点で服用を中止しましょう。

発作が治まってからは、血中の尿酸値を下げる薬を服用します。尿酸をつくらない薬と、尿酸を排泄する薬がありますので、医師の指示に従ってください。

予防としては、暴飲暴食を控えることと、プリン体を多く含む食物を控えることです。アルコール類ではビールを止めて、ウイスキーや焼酎の蒸留酒にかえるとよいでしょう。

## 足の痛風の予防法と注意点

1. 太りぎみで、肉やビールを好む男性は、年に一度は血液中の尿酸値の検査を受ける
2. 夜間に第1趾のつけ根やかかとの後ろが痛む時は、この病気を疑う
3. 一旦この病気になると、再発を繰り返すので、食事に注意して菜食主義に変更する
4. 尿酸値を下げる薬は、医師に相談。中止や続行は医師に決めてもらう

THEME

②

中足部
Midfoot

# 土踏まず周辺の痛み

年齢によって治療の異なる疾患もあります

## 扁平足

縦アーチ（土踏まず）が崩れて起こる扁平足は、従来から小児期、思春期、成人期にわけて語られるのが一般的です。

横アーチ（P16参照）が崩れて開張足になっている場合を横軸扁平足と呼びます。そのほか、手術治療が必要な先天性の扁平足（垂直距骨）は、治療が極めて困難で専門医に任せます。かかとの骨の骨折後にも、扁平足になることがありますし、脳性麻痺の一部位症状として、麻痺性の扁平足が現れることがあります。

風呂上がりの子どもの足を母親が見て、診察に連れてくることがありますが、小児期の扁平足は、きちんと整形外科で調べてもらうことが大切です。

## 思春期扁平足とは

中学生や高校生になり、体重増加に加えてスポーツ活動が活発になってくる頃に起こります。最初はあまり変形が出ずに、足の内側の中央部分から痛んできます。

この頃は安静により軽快しますが、痛みの激しい場合には、その部分に炎症を起こして腫れて熱を持ってきます。外脛骨《がいけいこつ》という余分な骨を伴って起こることもあります。

高校を卒業して、このような変形を持ったまま立ち仕事につくと、午後の仕事の終わり頃になると、足の内側から下腿にかけてが痛み、座りたくなります。このような場合は、朝の縦アーチと夕方のアーチの高さが異なって、夕方には低くなっていることがあります。

さらに進行すると、距骨《きょこつ》と踵骨《しょうこつ》の間の外側の洞（足根洞）に炎症が起こり、その洞から下腿の外側に痛みが走ります。こうなると、痛みで足を下に曲げる（底屈）ことができなくなります。

いいかえると、正座のような動作ができなくなり、運動も困難になってきます。このように重症の場合は、先天的に足根骨の一部が癒合している珍しい変形もありますので、整形外科で診察してもら

思春期扁平足

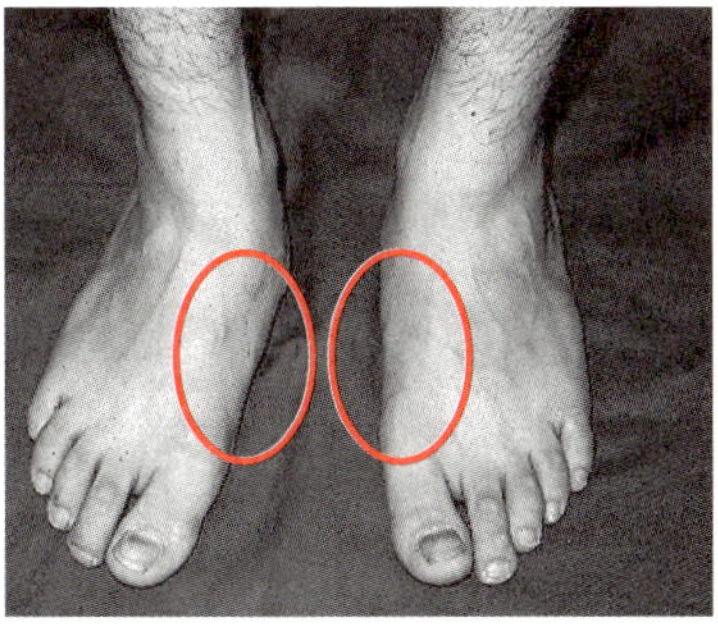

［正面］

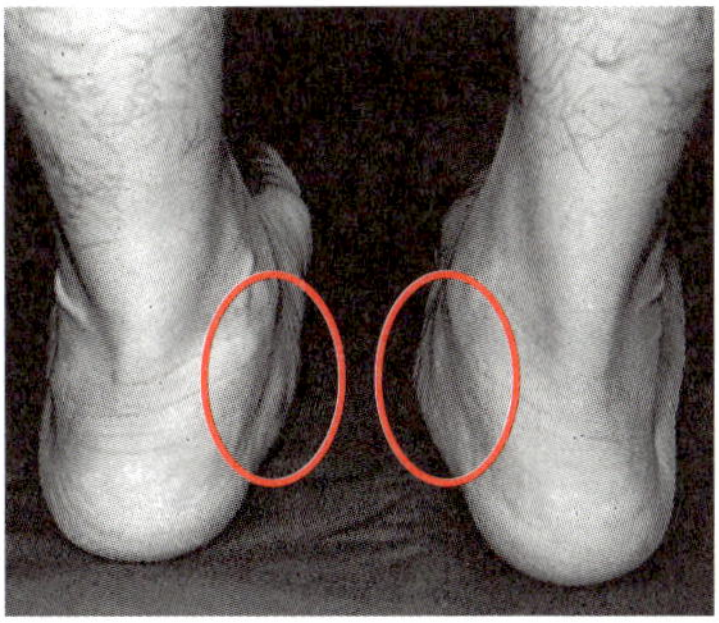

［後ろ］

足の内側が腫れている（丸で囲った部分）。

いましょう。

## 治療の必要な思春期扁平足とは

中高生で運動時に、足中央部の内側から足底にかけて痛む場合には、湿布や塗り薬などの外用薬を使用します。

少しの安静で痛みがとれない場合には、日常的に履く靴やスポーツシューズの中に、縦アーチのついたなか敷きを入れます。市販のものは縦アーチが低かったり、アーチの位置が合わなかったりすることがありますので注意してください。

運動療法としては、扁平足にならないように支えている筋肉の後《こう》脛骨筋《けいこつきん》を訓練することです。この筋を鍛えるには、内がえし運動を行います（P35参照）。思春期では重りをつけたりして、負荷をかけてさらに強力に行います（P98参照）。

それでも痛みがとれなかったり、痛みが増していったりする時は、整形外科を受診します。整形外科では自分の足に合うオーダーメイドのなか敷きをつくってくれます。また、湿布や外用薬を処方し、ときには経口の消炎鎮痛剤も投与してくれます。

このような手術以外の治療で痛みがとれない場合は、後足部の骨

扁平足用のなか敷き

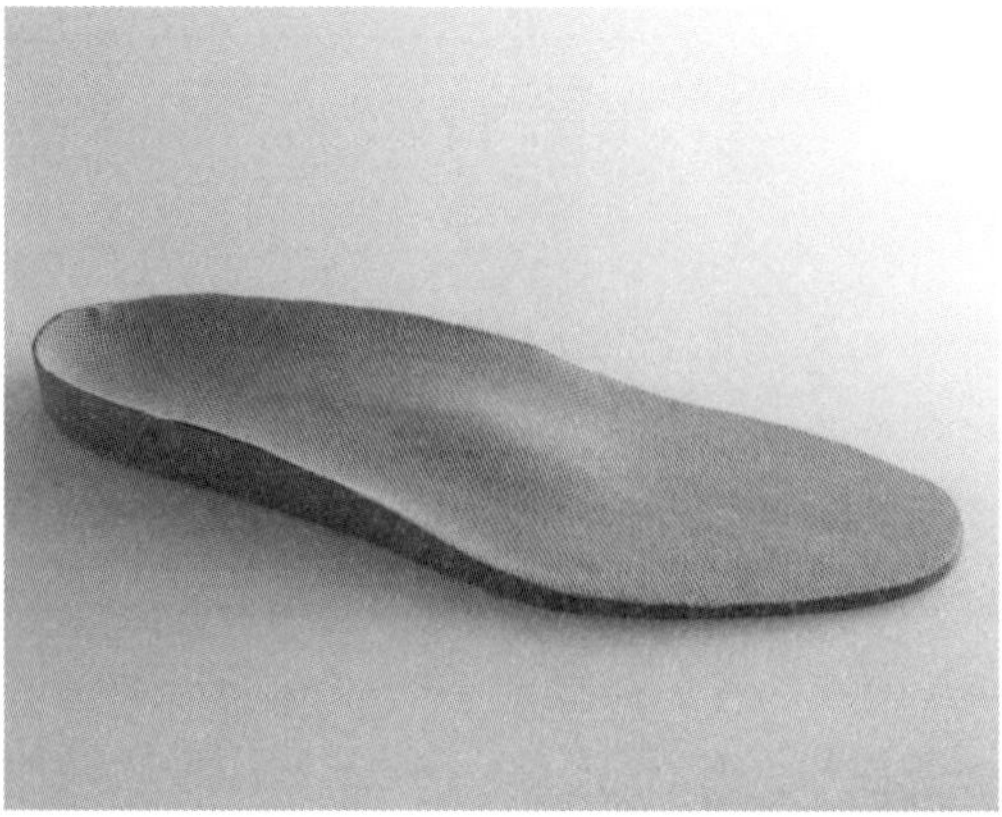

縦のアーチに加えてメタタルザルパッドという横アーチをつけたなか敷き。

の一部をつけて固定する手術がまれに行われます。

さらに、この時期の扁平足には、足根骨の一部が先天的に癒合する珍しい変形に合併して起こることがあります。この変形の有無は整形外科で診断してもらいますが、この場合はたいてい手術が必要になり、癒合部分を切除します。

### 思春期扁平足の予防法と注意点

1. なか敷きをいれる
2. 昼休みに靴を脱いで、足のマッサージとストレッチをする
3. 夜はなるべくお風呂に入り、下腿から足のマッサージとストレッチを行う
4. 痛みが増し、続くようであれば整形外科を受診する

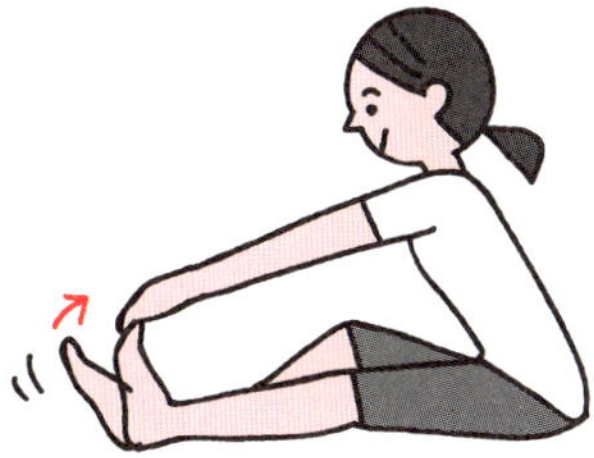

### 後脛骨筋

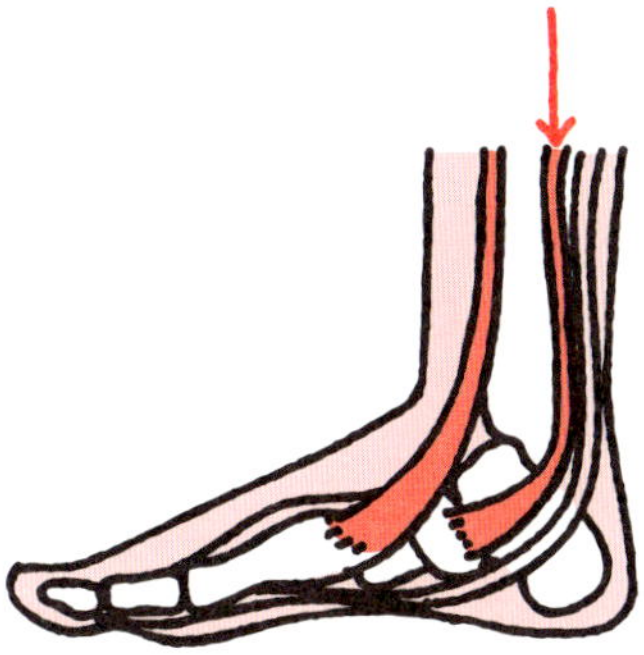


［内側］

矢印の後脛骨筋を内がえし運動訓練によって鍛える。

## 成人期扁平足とは

近年の日本においても、欧米並みに中年期の肥満の人々が急増し、車社会であまり歩かない環境になってきたことから、成人期扁平足が増加してきています。

この変形は、前にも紹介した縦アーチを支えている後脛骨筋が、中年期の肥満と筋力低下により機能を発揮できなくなって、アーチが崩れて扁平足が起こります。この状態は後脛骨筋機能不全ともいいます。

このような変形発生の原因がわかったのは最近で、1980年代に米国で報告されました。そのため、日本の年配の整形外科医には、変形の発生原因を知らない方も多いようです。

この疾患（変形）の初期の症状は、歩行時に足関節の内くるぶし（内果）の下方で「ピリッ」とした痛みが出現します。そして、同じところに腫れと圧迫したときの痛みが認められます。

さらに進行すると、背伸びをした時に内くるぶしの下方が痛みます。そのまま我慢して放置しておくと、背伸びができなくなります。

内くるぶしの下方が痛んでいる時期は、後脛骨筋の一部に縦や横

成人期扁平足の初期の状態

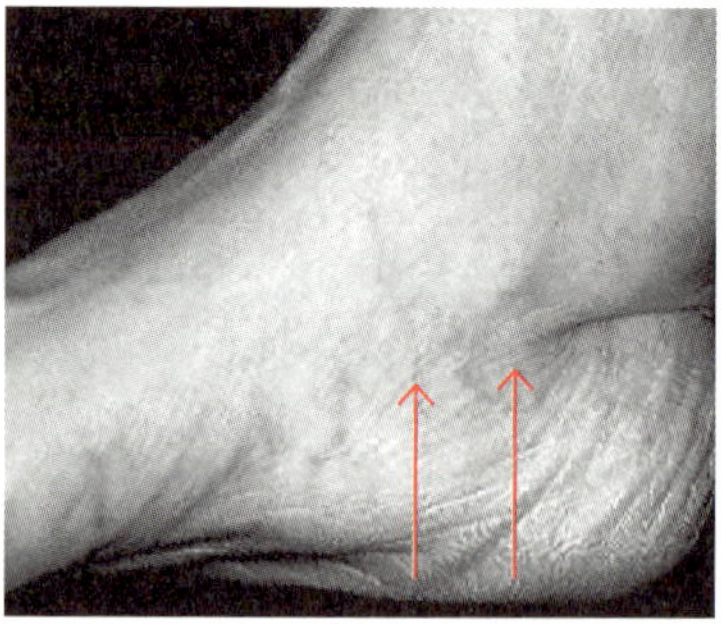

矢印の部位が腫れ、押されると痛む。

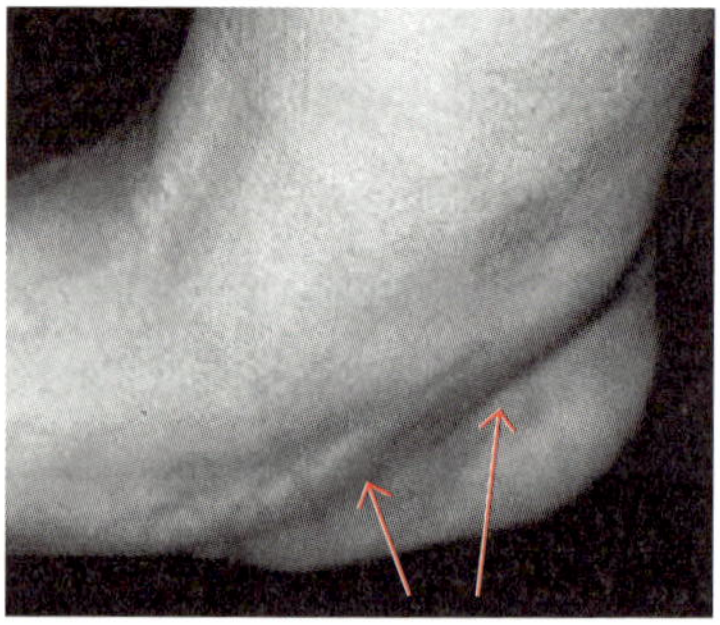

内くるぶしのすぐ下方が腫れて痛む。

の断裂が起こっています。背伸びができなくなると、この筋が完全に切れた状態になります。

アキレス腱が切れていないのに、背伸びができないことを不思議に思うかもしれません。しかし、この筋はアキレス腱のもととなる下腿三頭筋《かたいさんとうきん》の次に大きな力を出す重要な筋肉であるため、背伸びができなくなるのです。

こうなると、つねに歩行時に痛みがあり、足は扁平足変形が強く出てきます。さらに進行すると、足首から先をつま先立ちのようにまっすぐ伸ばすことができなくなり、正座が困難になってきます。

## 治療の必要な成人期扁平足とは

歩行時の痛みがあり、内くるぶしの下方が腫れて、そこを押さえると痛みがある場合には、ただちに整形外科医に相談しましょう。整形外科では、診察やX線、MRI像から、後脛骨筋に異常がないかどうかを調べます。

後脛骨筋に炎症が起きているだけで、X線やMRI像に異常がない場合は、靴の中に入れる縦アーチのついたなか敷きだけで、十分に痛みはとれます。それに加えて湿布や塗り薬を使用し、体重を落

**成人期扁平足の進行した状態**

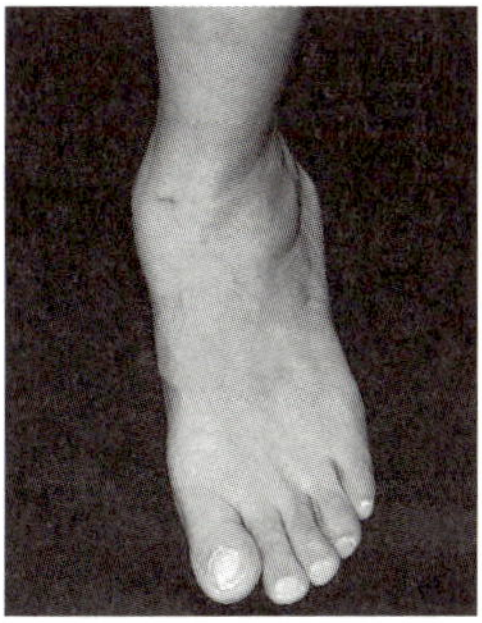

扁平足変形。

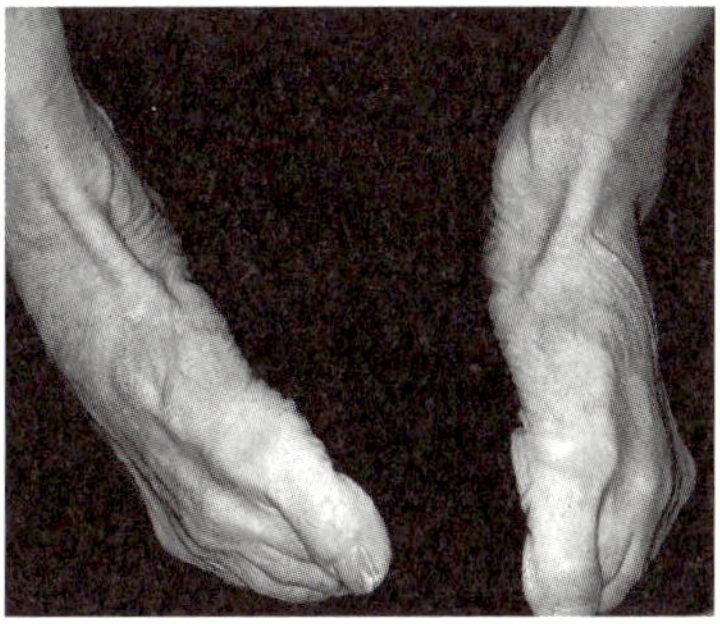

内がえし運動ができない左足。

とすことも大切です。

内くるぶしの下方が腫れて、ＭＲＩ像で後脛骨筋の腱鞘《けんしょう》内に液（滑液）が認められる場合には、靴のなか敷きの作製、外用薬の使用と体重の減量に加えて、内がえし運動によって後脛骨筋の筋力を強くする訓練が必要です。しかし、この時期のつま先立ち運動は、後脛骨筋に負担がかかり、切れることがあるため控えましょう。

さらに進行すると、足の縦アーチが崩れて中足部の内側が内下方に突出し、典型的な扁平足変形が現れます。

この時期になると、つねに歩行時痛があり、つま先立ちをすると強い痛みが出るか、または、つま先立ちができなくなります。この時のＸ線像では、明らかに縦アーチが崩れて平坦になり、ＭＲＩ像では滑液が腱自体の内に進入している像が、認められるようになります。最終的には足首から先をつま先立ちのようにまっすぐ伸ばすことや正座が不可能になり、歩行困難となります。ここまで進行すると、手術治療が必要です。程度に応じてさまざまな手術法が行われます。

Ｘ線像でまだ足の本来の構造が保たれていて、ＭＲＩ像で後脛骨筋の一部に断裂が認められる場合には、後脛骨筋の断裂部の縫合に加えて、すぐ横を走行しているほかの筋腱で後脛骨筋を補強します。完全に断裂して、断端部が離れている場合には、人工の腱を使用して補強します。

さらに、距骨の前が落ちこんで縦アーチが崩れている場合は、骨盤から骨をとってきて足の外側に移植し、外側を長くして縦アーチをつくる手術を行います。足の骨の変形を正して縦アーチを作製する手術法はほかにもたくさんあります。

この成人期扁平足は、進行してつま先立ちや歩行が困難になってから整形外科を受診すると、治療が大変難しくなります。骨による変形の矯正が必要になる場合は、治療に6か月から1年を要します。少し痛む程度の時に、整形外科医の診察を受けましょう。

### 成人期扁平足の予防法と注意点

1. 足関節の内くるぶしの下が痛んだら、この病気を思い出し、市販のなか敷きを買ってつけてみる
2. 反対側（健側）と腫れや押した時の痛みをくらべてみる
3. 体重を減らす
4. 背伸びをした時に、内くるぶしの下が痛むようになったら、整形外科を受診する

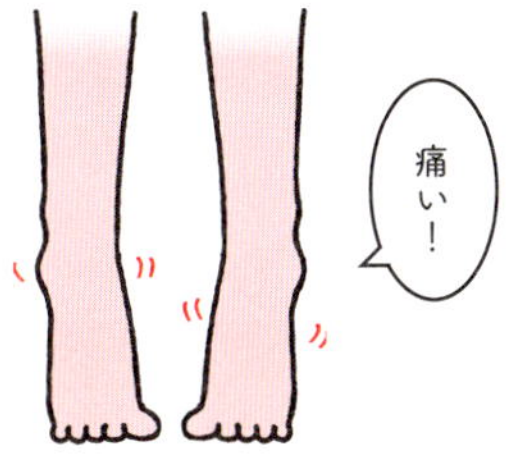

COLUMN

# 子どもの扁平足はそのままにしておいて大丈夫??

子どもは筋肉や靭帯などが未成熟な状態のため、起立や歩行で重い体重がかかって扁平足が起こります。そのため、できるだけ早期から始める対処法を紹介します。

## 子どもの扁平足の対処法

変形がひどい場合には整形外科を受診し、立った状態で足の側面のX線像をとり、扁平足変形の程度を調べてもらいます。足のアーチや後足部の骨の並びの状態で、治療法は体操療法から手術療法まであります。

軽い場合は体操療法を行います。ひとつは巻き上げ機現象（P17参照）を応用したつま先立ち（背伸び）体操です。

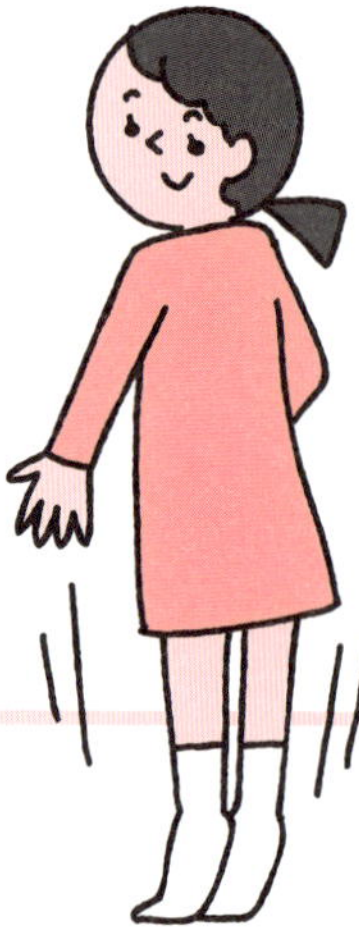

つま先立ちでかかとを高く上げると、足の巻き上げ機現象が働いて、アーチが上がります。もうひとつは、つま先で行うケンケンです。こちらも少しずつ効果が出てきます。

装具療法で著しい効果は期待できませんが、6歳以下の子どもの骨はやわらかな軟骨が多くを占めているため、靴に入れるなか敷きが有効です。なか敷きは縦アーチに加えて、横のアーチもできるように中足骨パッド（メタタルザルパッド・P50参照）をつけます。

手術治療の必要な小児期扁平足は我が国では少ないのですが、極めて変形が強い場合、麻痺性の扁平足には、後足部の骨の間に金属やポリエチレンの円柱を一定期間入れて変形を治します。変形が強い場合には、後足部の距骨と踵骨の間を矯正して固定します。

## 子どもの扁平足には……

❶ できるだけ裸足で過ごす
❷ できるだけ小さいうちからつま先立ち（背伸び）体操を行う
❸ ケンケンをする
❹ 6・7歳までは靴のなか敷きを使う

小児扁平足の足

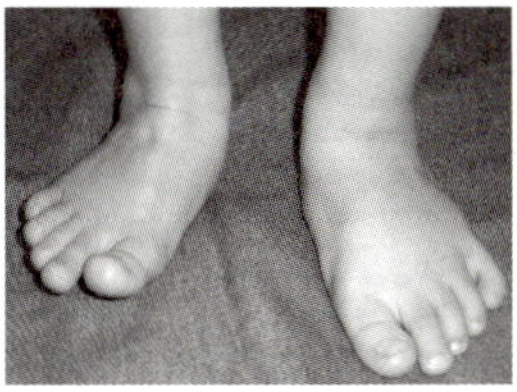

足の前方が外側を向き、中足部の内側が突出してくる。

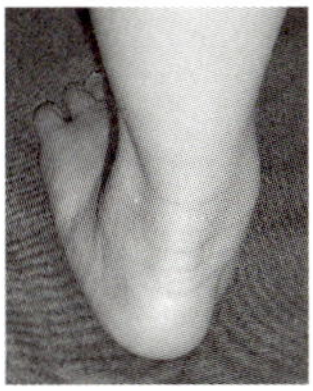

後ろから見ると、小指だけでなく、薬指や中指も見える。

## 外脛骨障害

人の足には必要な骨である種子骨と、余分な骨である過剰骨があります。

思春期の若者にこの過剰骨が存在すると、歩行時や運動時の痛みの原因になることがあります。外脛骨障害はその痛みのひとつです。外脛骨は副舟状骨《ふくしゅうじょうこつ》ともいわれ、舟状骨の内側にある過剰骨で、10人に2人と比較的多く発生します。無症状のまま経過する場合も多いのですが、激しい運動や足の捻挫の後に痛み出します。この外脛骨はその位置によって、3種類に分類され（P59図参照）、外脛骨と本来の舟状骨が接近している2型の場合が問題になります。

また、この外脛骨は後脛骨筋の腱内に存在するために、縦アーチに負担がかかるような運動を激しく行うと、舟状骨との間に異常な可動性が起こって痛みます。

ずきずきとした痛みがよく出やすい年齢は10歳から15歳で、内くるぶしの約2cm前下方にかたいふくらみがあります。運動量の増加や、打撲や捻挫が原因となって症状が出てきます。

急性期にはふくらみだけでなく、赤くなったり熱感を伴ったりす

外脛骨による障害

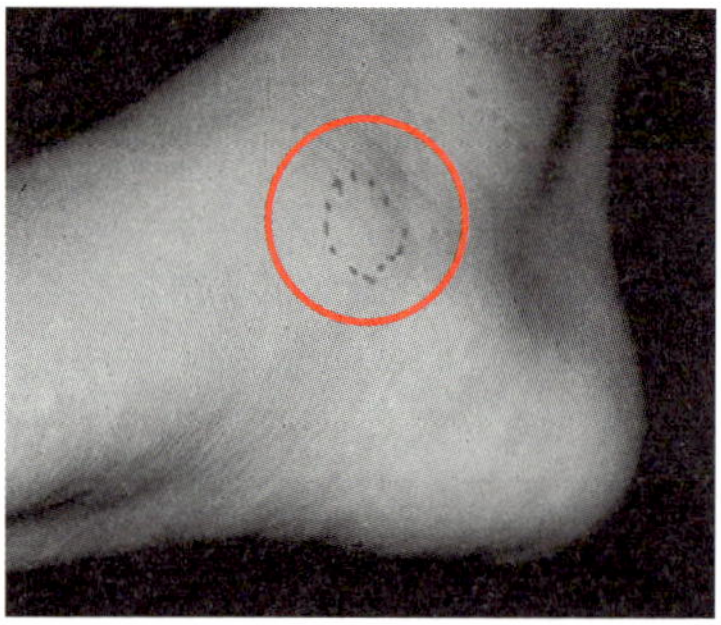
写真の丸印の位置にある骨が痛みの原因になっている。

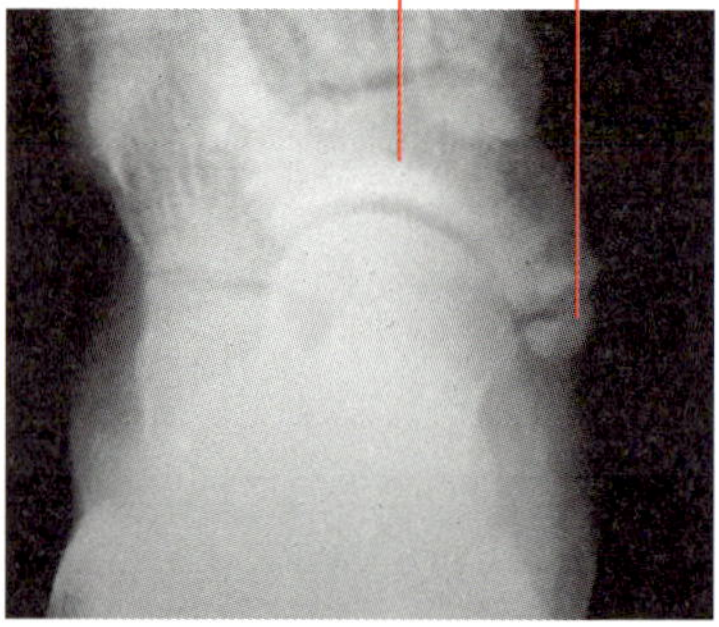

舟状骨の内側にある過剰骨。

ることもあります。しかし、歩行が困難となったり、運動がまったくできなかったりするほど痛みが激しくなることは少ないです。骨の成長が停止する16、17歳頃になると、自然と痛みはなくなります。

## 外脛骨障害の治療法は

痛み出した時には、消炎鎮痛剤入りの塗り薬や湿布を貼り、運動を控えます。また、縦アーチをつけた靴のなか敷きをスポーツシューズに入れると、後脛骨筋の緊張が多少緩んで効果があります。なか敷きや湿布などで痛みが治まらず、思春期の骨成長停止期前の若者（11～15歳）の場合には、外脛骨から舟状骨を貫通するドリリング（骨穿孔術）を行います。これは局所麻酔で十分に行えるもので、術後は3週間のギプス固定をします。

明らかな癒合が認められなくても、ドリリングにより痛みはとれますので、この治療法は効果があります。しかし、成人例には無効で、捻挫後に痛みが続く場合には、外脛骨を切除します。

ドリリングや切除後には、必ず縦アーチをつけたなか敷きを半年間つけます。

外脛骨の位置と3種類の分類

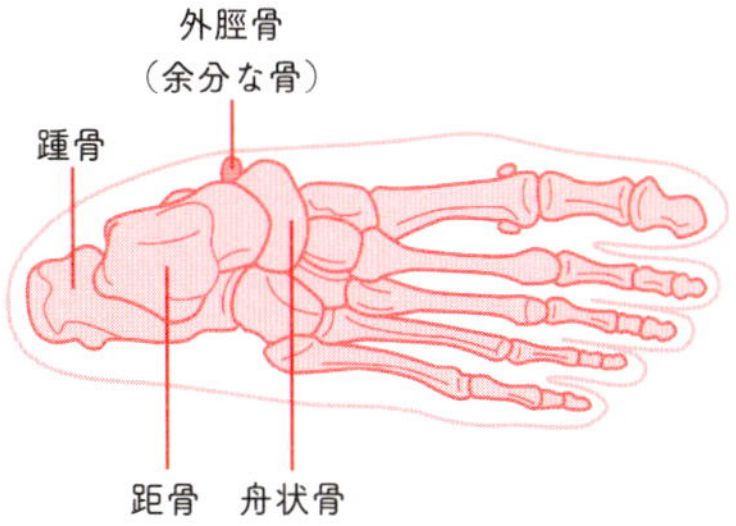


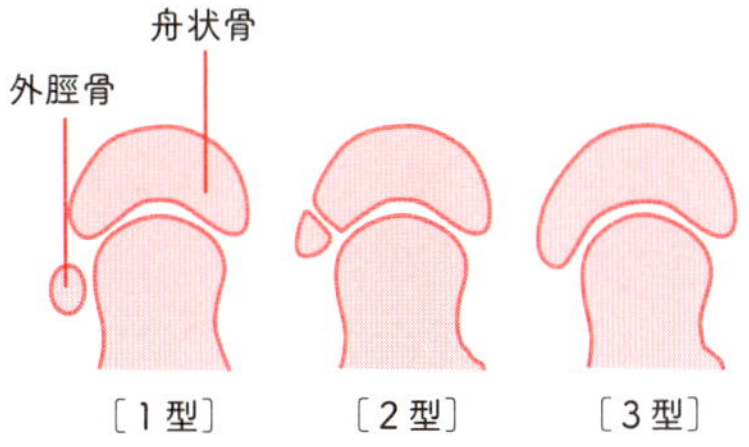


［1型］　外脛骨が舟状骨から遠く離れている。
［2型］　外脛骨と舟状骨が接近している。
［3型］　外脛骨が舟状骨と癒合している。

## 外脛骨障害の予防法と注意点

❶ 足関節の内前方にかたいふくらみがある場合には、この余分な骨の存在を思い出し、湿布をしたり、運動を控えたりする

❷ 16、17歳になると、自然と痛みはなくなるので、それまで靴のなか敷きで我慢する

❸ 湿布や運動中止でも痛みがとれない場合、整形外科でドリリンクをしてもらう

外脛骨障害に対するドリリング

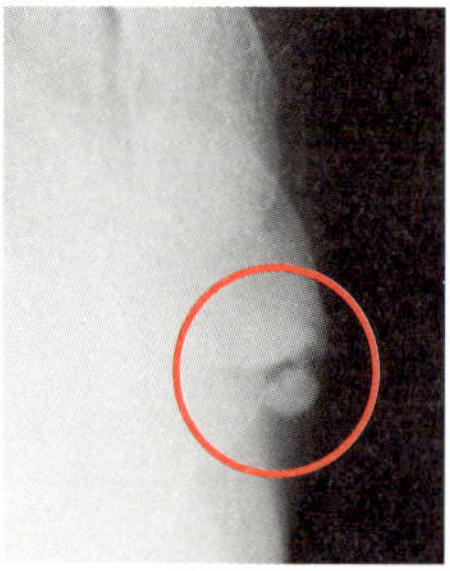

［ドリリング前］

外脛骨が舟状骨から離れている。

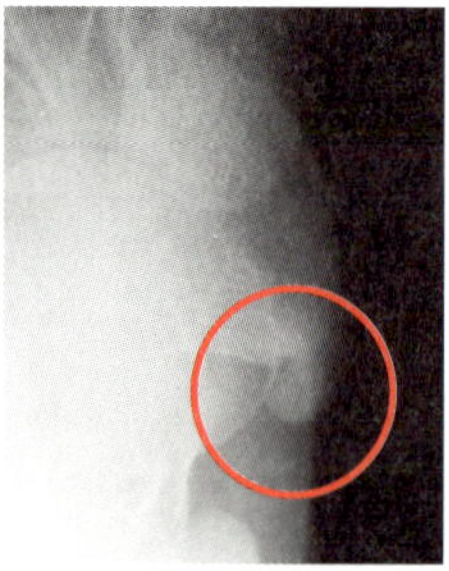

［3か月後］

外脛骨が舟状骨に接近してきている。

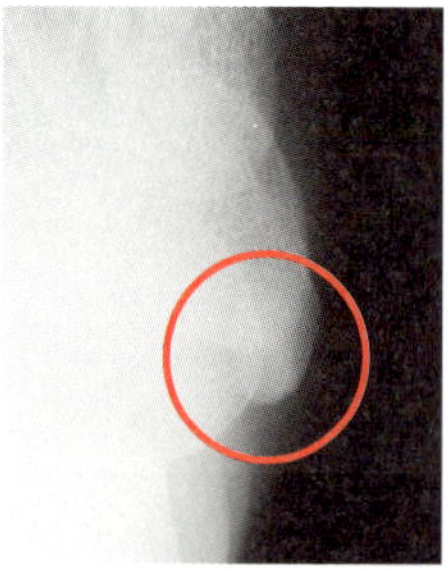

［6か月後］

外脛骨が舟状骨と完全に癒合。

THEME

③

後足部
Hindfoot

# かかと、アキレス腱の痛み・しびれ

この部位の痛みは若者から中年の方までみられます

## 三角骨障害

三角骨障害も過剰骨が原因となって起こる痛みです。
三角骨は距骨《きょこつ》の真後ろにある過剰骨で10人に1人に存在する過剰骨です。この過剰骨は生まれつきあるものと、距骨の後ろの突起が激しい運動によって、骨折を起こしてできたものとがあります。

この三角骨が脛骨と踵骨《しょうこつ》の間にはさまって、痛みや種々の障害を起こします。この過剰骨は、クラシックバレリーナのつま先立ち（ポアント）の肢位を妨げ、サッカーやラグビー選手がキックをする際にも痛む原因になります。症状としては、外くるぶしとアキレス腱の間の奥が痛んだり、その場所を押すと痛みを感じるというものです。

もっとも特徴的な症状は、足に力を入れて下に向ける（底屈）と出る、鋭い痛みです。また、足を底屈したままで第1趾を動かそうとすると、動かない、または、引っかかり現象が起こることがあります。正座の時にも同じような痛みが出ます。

X線で三角骨が認められれば診断はかんたんで、足を底屈してX線の側面像を撮ると、三角骨がはさまっている状態が映ります。

## 三角骨障害の治療法は

症状の出ている場所に痛み止めと炎症止めの注射をすると効果があります。スポーツの現場では、足が下に向かないような、底屈制限サポーターもよく使用されます。

注射や装具で効果がない場合には、手術によって三角骨を切除します。

最近では、大きく皮膚を傷つけることなく、後方から関節鏡を使用して切除します。これにより、クラシックバレエやスポーツの再開が早められています。

三角骨障害を起こした足

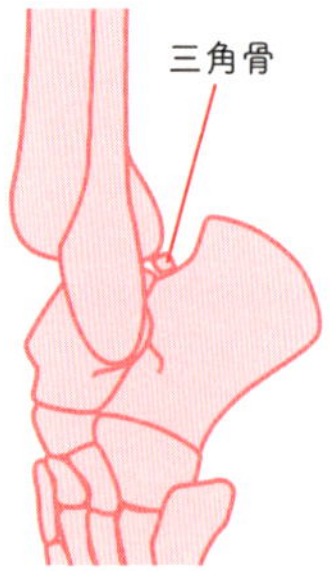


クラシックバレエのポアントの肢位。

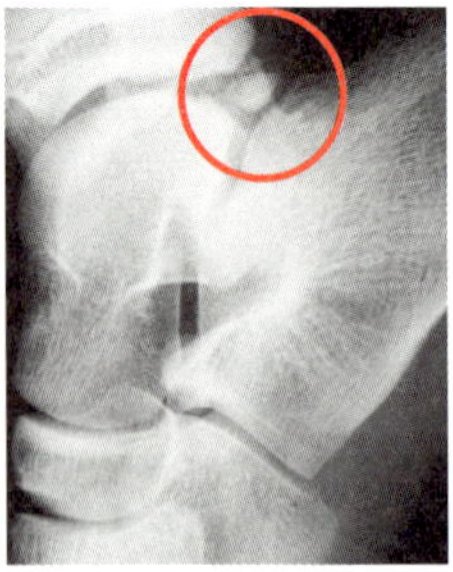

はさまれた三角骨。

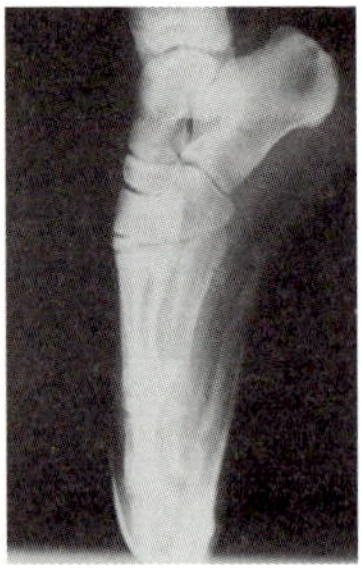

三角骨除去後は完全なポアントの肢位が可能。

## 三角骨障害の予防法と注意点

❶ 足全体を下に強く曲げると痛む場合は、この余分な骨の存在を疑い、極力足を下方へ曲げないように心がける

❷ 足関節の後方が痛むので正座は避ける

❸ 痛み出して直ぐは、痛みが起こる動作を避ける

## 足底腱膜炎

中年期の女性が、朝起きて第1歩を踏み出す時に、かかとのもっとも体重がかかる場所が「ズキン」と痛み、我慢して10歩ほど歩くと痛みが和らぐことがあります。これは足底腱膜炎という病気です。

また同様に、長らくイスに腰かけたのちの歩き始めにもかかとが痛みます。この痛む場所を手の指で押すと、鋭い痛みが走ります。近年の車社会と中年期の肥満で、この病気は急激に多くなってきています。

スポーツ選手でもランニングの開始時に痛み、運動を続けると痛みが和らぎ、長距離を走ると再び痛むことがあります。マラソン選手のような長距離走行になると、一旦痛み出すと痛みが持続し、十分に走れなくなります。しかし、その部位の腫れ、赤くなる、熱感などは認められません。

### なぜ、足底腱膜炎になるのか

足底にあって足の縦アーチを保持している足底腱膜は、巻き上げ機現象（P17参照）を利用して歩いたり、跳んだりすることを助けています。

この足底腱膜に、中年期の女性であれば筋力低下に加えて体重増加による負荷が、スポーツ選手ですと走行やジャンプによる過度の負荷がかかります。
縦アーチを崩す、伸ばすような負荷が足底腱膜にかかると、付着部に牽引するストレスが集中して、同部位に変性と炎症を起こして痛みます。

## 足底腱膜炎の治療法は

痛み出して直ぐは、かかとをつかないように安静にしながら、消炎鎮痛剤の経口投与と湿布が行われます。

歩行開始時に慢性的に痛むようになると、もっとも痛む場所に穴を開けたなか敷き（足底挿板）が非常に有効で、つけ始めて2週間もすると痛みが和らぎます。

このなか敷きは整形外科で足の型をとってもらい、もっとも痛む場所をよく調べてつくってもらうことが大切です。適当に穴を開けてもらったものをつけると、かえって痛くて履けません。

2か月も履いていると、すっかり痛みがとれますので、はずして保管して置いて下さい。再び痛むことがありますから、その時には以前に作成したなか敷きを出してきてつけます。すると、4・5日で症状はとれます。

足底腱膜炎で痛む場所

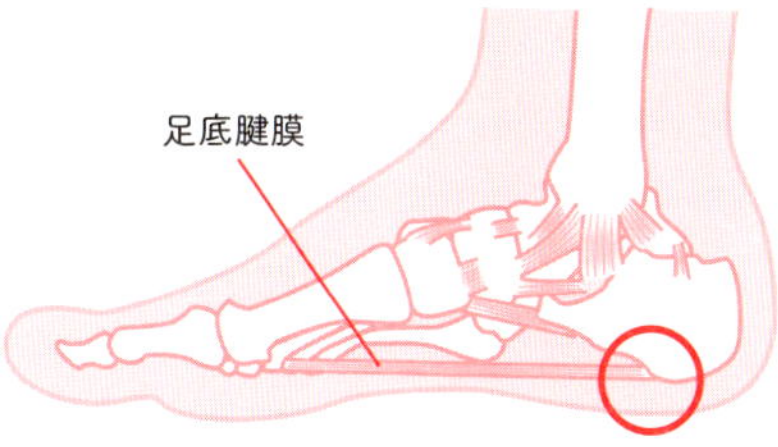


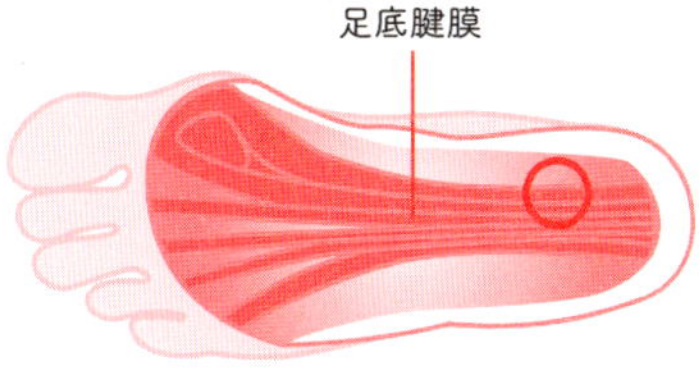


○の位置に痛みを生じる。

なか敷きでも痛みがとれない場合には、足底腱膜の付着部に痛み止めと炎症止めの注射をしてもらいます。注射で少しは効果があるものの永続的でない場合には、足底腱膜の内側の半分だけを手術で切離します。最近では、手術で大きく皮膚を切らないで、内視鏡で腱膜を切離します。

足底腱膜炎用のなか敷き

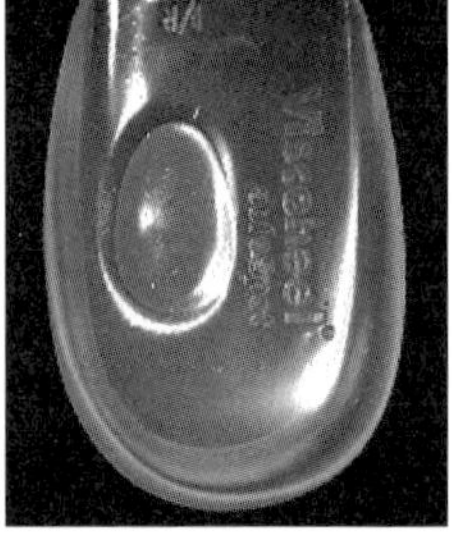

既存のなか敷き。

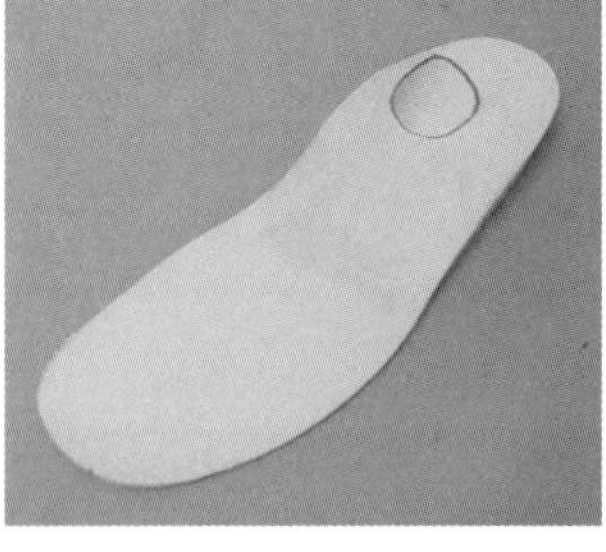

採型して作製したなか敷き。

## 足底腱膜炎の予防法と注意点

❶ 歩き始めのみにかかとが痛む時は、この病気を疑い、湿布する

❷ 体重を減らす

❸ 足底腱膜や足底筋のマッサージとストレッチを行う（P150〜153参照）

❹ 靴のなか敷きに、もっとも痛む場所を中心に直径4㎝の穴を開けて、これを靴に入れる（整形外科で作製してくれる）

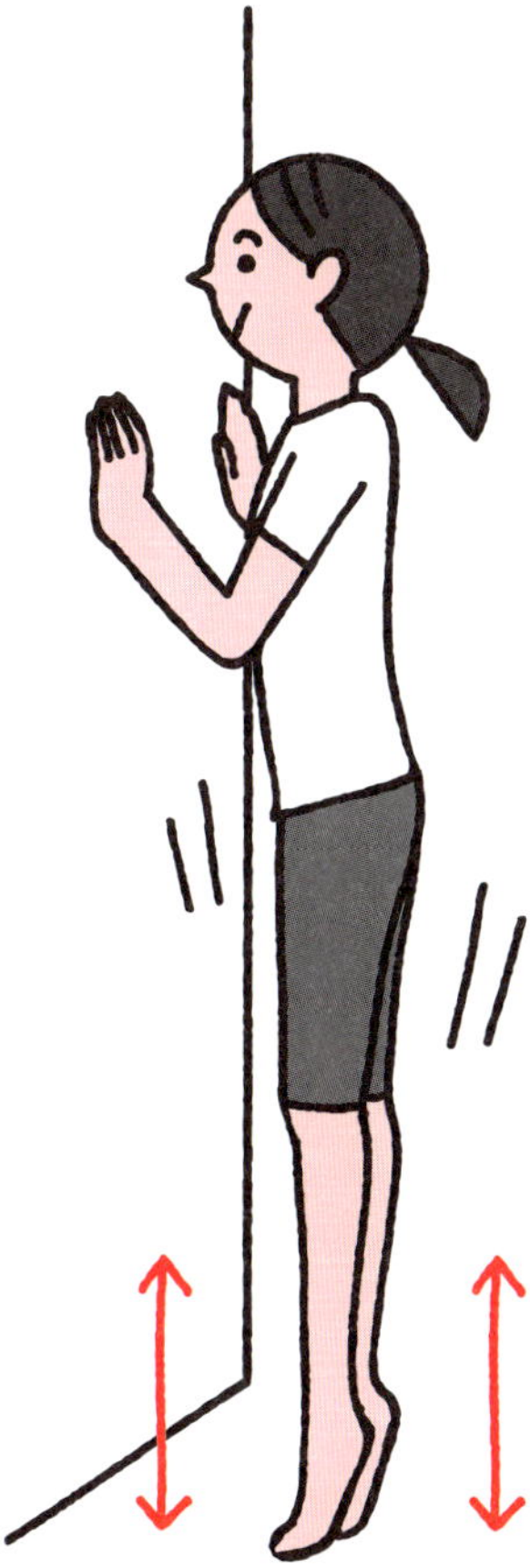

## アキレス腱付着部炎・アキレス腱滑液包炎

若い人にある症例で、アキレス腱とかかとの骨（踵骨《しょうこつ》）が付着する部分が運動後に痛むことがあります。これをアキレス腱付着部障害といいます。

この病気では、アキレス腱と踵骨が付着する部分の真ん中を押すと痛み、また、足首の先を底背屈（上げ下げ）しても痛みが出ます。また、アキレス腱の付着部周辺が腫れて痛む病気が、アキレス腱滑液包炎ですが、これは、かかとの後ろのアキレス腱や、骨につく部位やその周辺が痛むことが多くみられます。

もっとも一般的なものは、アキレス腱の付着部の内外側にある袋（滑液包）が、靴の後ろの上縁で刺激を受けて炎症を起こして痛みます。

炎症の盛んな急性期には押すと鋭く痛みますが、慢性期になると痛みは軽減し、ふくらみはかたくなります。すなわち、中学生や高校生時代に痛んでも、大学生になると慢性化して痛みはなくなります。

また、このアキレス腱付着部炎では、アキレス腱とかかとの骨

アキレス腱滑液包炎

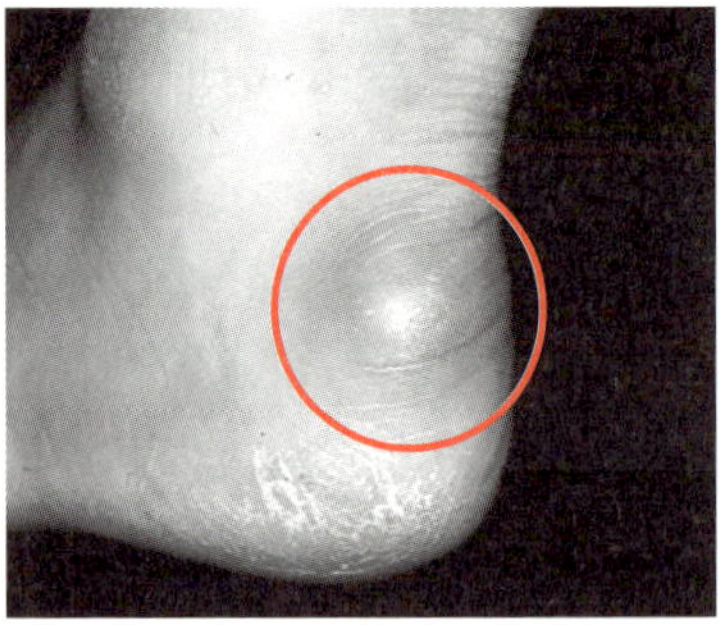

〔右側〕

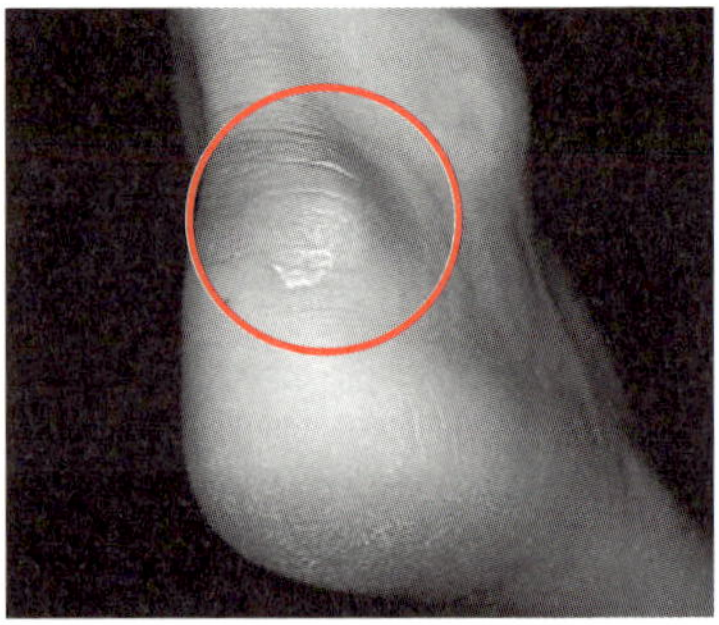

〔左側〕

（踵骨）がつく部位に、足底腱膜炎の場合と同様に大きな牽引力（最高約1トン）がかかるため、炎症と変性を起こして痛みます。

## アキレス腱付着部炎・アキレス腱滑液包炎の治療法とは

基本的には安静に加えて、靴の後縁をたたいて少しやわらかくしてもらうか、靴を替えることです。また、病院では消炎鎮痛剤入りの塗り薬と湿布が処方されます。

アキレス腱付着部障害では、かかと部を高く上げる靴のなか敷きも、付着部にかかる力を若干でも弱くするので効果があります。

それらの治療でよい結果が得られない場合には、手術により、炎症の起こった袋や、それを刺激する踵骨の上の部分の一部を削りとります。

### アキレス腱付着部炎・アキレス腱滑液包炎の予防法と注意点

❶ 痛みを感じたら、靴の後縁をやわらかくしてもらうか、靴を替える
❷ かかと部を高くするなか敷きを靴に入れる
❸ 昼の空き時間や寝る前にアキレス腱のストレッチを行う

## アキレス腱断裂

アキレス腱の断裂は7割がスポーツの最中に起こります。10代にはほとんど起こらず、20代の後半から起こり始めて、30歳代になると急に増加します。これは年齢とともに腱が少し弱くなるからです。50歳以上では、スポーツと関係なく、日常の動作の中で、階段を踏み外したり、溝にはまったりして起こります。

アキレス腱が切れた瞬間は、「後ろから誰かに蹴られた」、「ボールが当たった」、さらには「棒でたたかれた」といった感じがします。

筆者も41歳の厄年にバドミントンをしていて、後衛で守っている際にシャトルを取ろうと足を伸ばした瞬間、後ろ足を誰かに蹴られたと感じました。しかし、後衛ですから、後ろには誰もおらず、「アキレス腱が切れたな」とわかって転倒しました。

断裂部は痛みと腫れが認められますが、程度は軽く、歩行ができることがあります。しかし、ランニングやつま先立ち（背伸び）はできません。

### アキレス腱の断裂の治療法は

大きくわけてふたつの方法があります。

ひとつはギプス固定とその後は装具をつけて、手術をしない方法です。もう一つは手術的に切れた腱を縫い合わせる方法です。

どちらの手術後も最近ではギプスの後はかかとを高くした装具をはめて、1週間ごとにかかとの部分を一段ずつ抜いて、低くしていく便利な方法があります。

いずれの方法も半年を経過すると、優劣の差はなくなります。

しかし、ギプスと装具の方法は、少し再断裂の確率が高くなります。筆者の場合は手術の方法を選びました。

### アキレス腱断裂の予防法と注意点

❶ 30歳を過ぎたら、スポーツの前にアキレス腱を伸ばすストレッチを十分に行う

❷ 運動中にも、しばしばアキレス腱を伸ばすストレッチを行う

❸ 片方が切れた場合は、反対側も切れることがあるので、前述のようなストレッチを行って注意する

❹ ギプス治療でも手術治療でも装具を外した直後、再断裂が起こりやすいので無理をしないように十分に注意する

## 足根管症候群

足根管症候群《そっこんかんしょうこうぐん》は、足関節の内くるぶしの内下方2㎝の部位が痛む病気です。その部位がしばしばふくらんで、深部に腫瘤を触れることがあります。

そこを押すと痛み、軽くたたくと足底に「ビンビン」と痛みが走ることがあります。進行したものでは、足底にしびれ感が現れますので、左右を比較するとよくわかります。

さらに、ひどくなった場合には、足の裏で画びょうなどを踏んでもあまり痛みを感じなくなり、足底の筋肉も痩せてきます。

足根管症候群が起こる原因は、足関節の内後方の骨とスジで囲まれた足根管という狭い場所を、脛骨神経が通過していますが、その神経が足根管の中や周囲にできた骨や腫瘍で圧迫されることで起こります。

神経を締めつけるもっとも多い原因は、ゼリー状の粘液で満たされたガングリオンという良性の腫瘍です。この部位はガングリオンの起こりやすい場所です。

ついで、距骨《きょこつ》と踵骨《しょうこつ》の内側がくっつきそうな状態になる、先天性

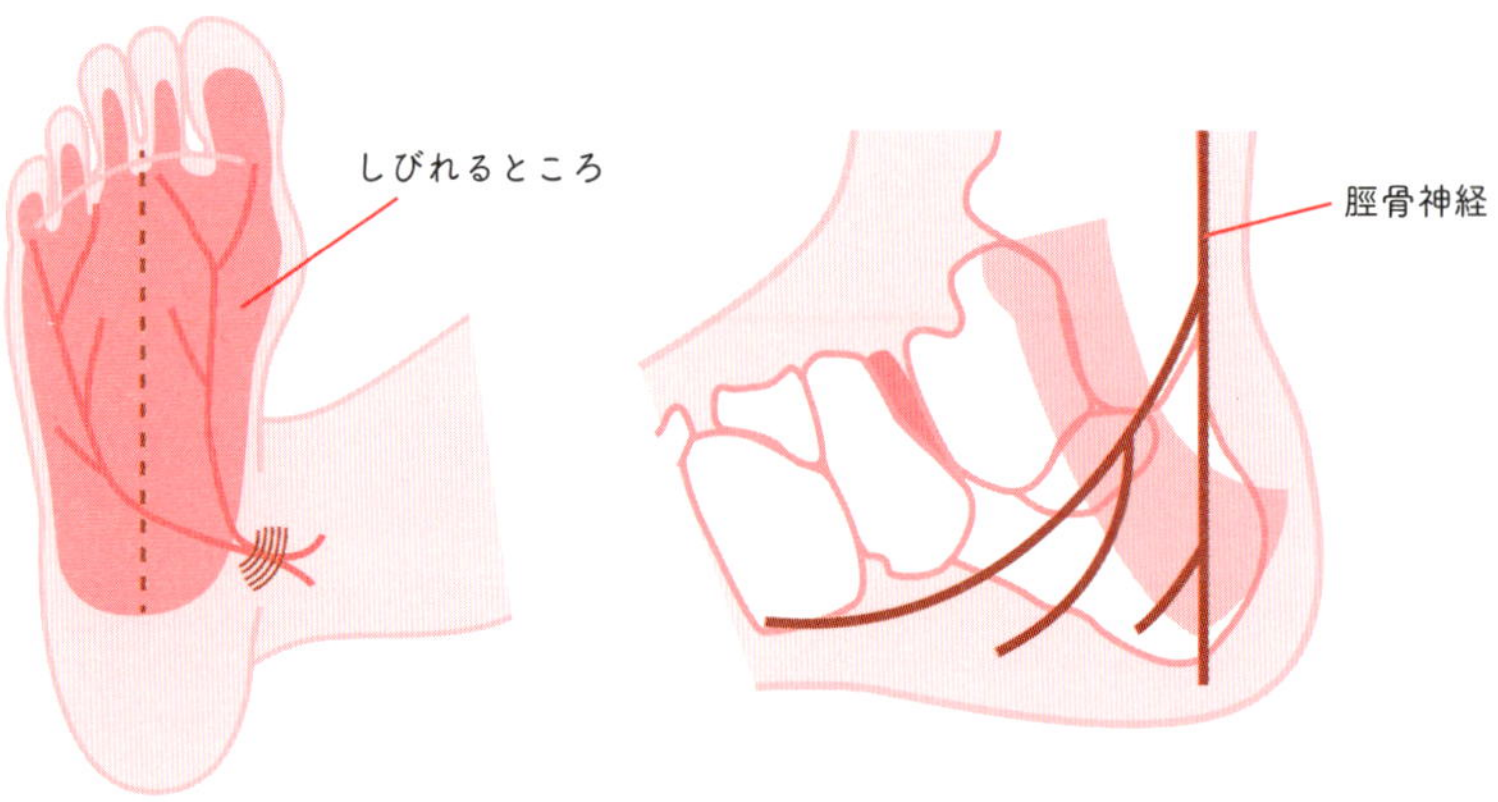

の癒合症によって骨の隆起が起こり、それに神経が圧迫されて症状が出ることもあります。

これらガングリオンや骨の隆起は、CTやMRI像により、容易に診断されます。

しかし、足根管内に明らかな異常がない場合にも症状は起こり、この病気が疑われることがあります。その際には、筋電図やエコーなどで、さらに詳しく調べます。

## 足根管症候群の治療法とは

その部位が痛むだけでなく、足底にしびれ感が出てきたら、手術でその腫瘍や骨性の突出部を切除します。それらの切除により、ただちに痛みやしびれ感がなくなります。しかし、明らかな腫瘍や隆起がない場合には、徹底した湿布や塗り薬の外用薬、さらには縦アーチをつけたなか敷きで経過をみてもらいます。

### 足根管症候群の予防法と注意点

❶ 足関節の内後方が痛み、そこが腫れている場合にはこの病気を疑う
❷ 足底がしびれる場合には、この病気か、もしくは腰の検査をしてもらう（P80参照）

## 変形性足関節症

変形性足関節症は、股関節や膝関節と同じように、年齢とともに関節の軟骨がすり減ることで、軟骨の下の骨と骨とがすれて痛みが出てきたり、骨の変形が生じたりする病気です。

超高齢化社会を迎えて、この病気が膝関節症と同じように急速に増加してきています。これは女性を中心に、足関節が内に傾く傾向（内反型）が多く認められ、捻挫《ねんざ》を起こしやすく、関節の内側にストレスが集中して発生していることが考えられます。

この傾向は日本人に限らず、東南アジア人に多くみられ、種族特異性もしくは日常の正座やあぐらの動作が原因ではないかといわれています。

また、従来は足関節周辺の骨折後に、変形したまま骨が癒合したことが原因で起こっていたものが、大部分を占めていました。しかし、最近では、骨折のような明らかな原因がないのに、年齢とともに徐々に変形して痛んでくる場合が増えています。

患者さんに詳しく尋ねると、若い時から骨折などの大きな外傷はないのですが、しばしば足関節の捻挫を繰り返していたことを訴えます。

軽度の捻挫が、原因になっていることも多くあります。もちろん、明らかな原因がなく起こった場合よりも、骨折や靭帯の損傷後に起きた場合が発症頻度は高くなります。

## 症状の変化と痛み

歩き始めに足関節の内側が痛み、しばらく歩くと痛みが和らぎますが、長く歩くと再び痛んできます。そのうちに関節の内側を中心に腫れてきます。

さらに進行すると、関節の動く範囲も小さくなり、和式トイレや正座が難しくなります。また、腫れも強く、休んでいる時にも痛んでくると、かなり進行した状態です。

## 治療の必要な変形性足関節症とは

### ① 変形性足関節症の重傷度の分類

自分で湿布を貼ったり、サポーターで固定したりしても痛みがとれない場合は、整形外科を受診します。

整形外科では、立って体重をかけてX線を撮り、関節内の軟骨のすり減りの程度を調べて、重傷度（進行度）を決めます。

初期（第1期）には関節の縁に骨のトゲができますが、関節軟骨が存在しています。それが徐々に内側から軟骨がすり減って（第2期）、関節のすき間が狭くなります。

変形性足関節症の進行度

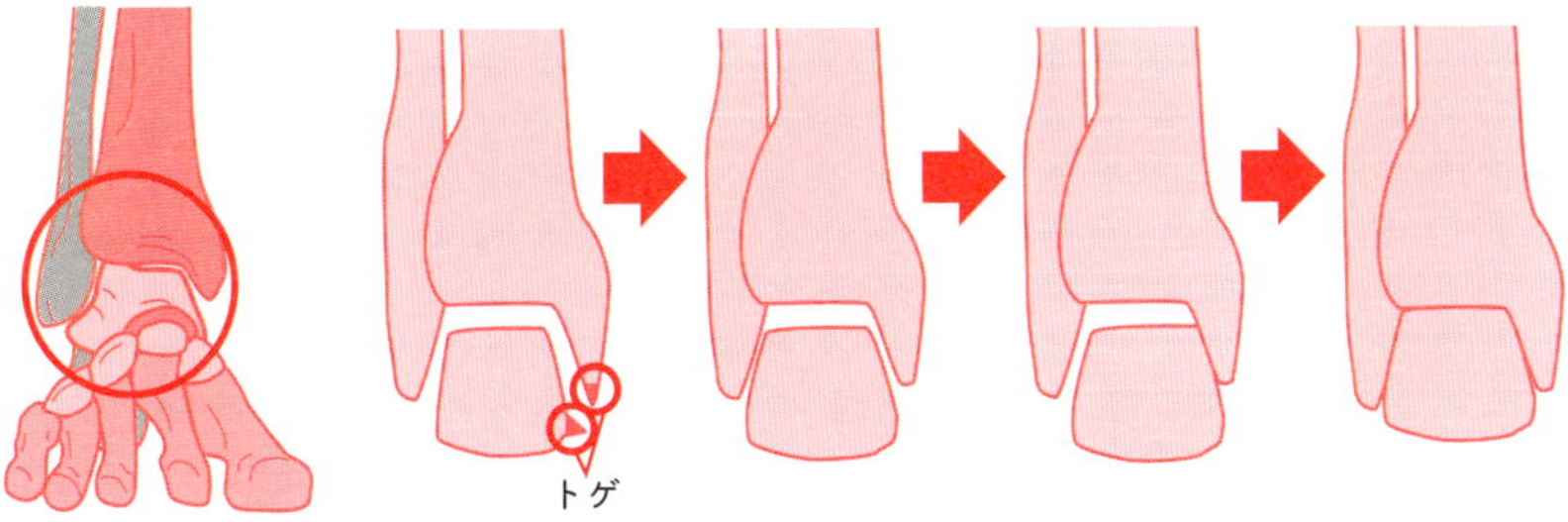


［足関節］

［第1期］
関節のすき間は正常。骨のトゲがある。

［第2期］
内側のすき間が狭くなる。

［第3期］
内側の軟骨がなくなり、骨と骨が接触する。

［第4期］
軟骨が全体になくなり骨と骨が接触する。

さらには軟骨がなくなって、軟骨の下の骨と骨が接触（第3期）し、動くとゴトゴトと雑音がするようになります。最後は関節全体の軟骨が消失して骨と骨とが全体的に接触（第4期）し、痛みが強くなります。

## ②靴のなか敷きによる治療

初期の治療には、足関節の内側を中心に湿布や塗り薬をつけます。また、進行度に基づいて、第1期や第2期は靴の中になか敷きを入れると効果があり、つけていると徐々に痛みが消えていきます。

日本人の多くは、足関節の内側にストレスが集中していますので、外側を高くしたなか敷きを作製してつければ、ストレスが外側にも分散されて効果が出ます。

## ③程度に応じた手術治療

なか敷きでも痛みをとることができない第2期や、さらに進行した第3期のものには、足関節のすぐ上で脛骨を骨切り（下位脛骨骨切り術）して、内側にかかっているストレスを外側に移す手術をします。

変形性足関節症初期例

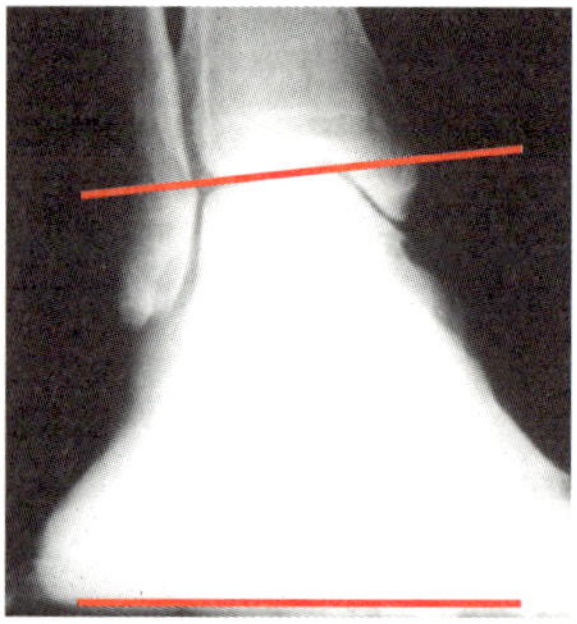

なか敷きをなにも着けないときの立位X線像。

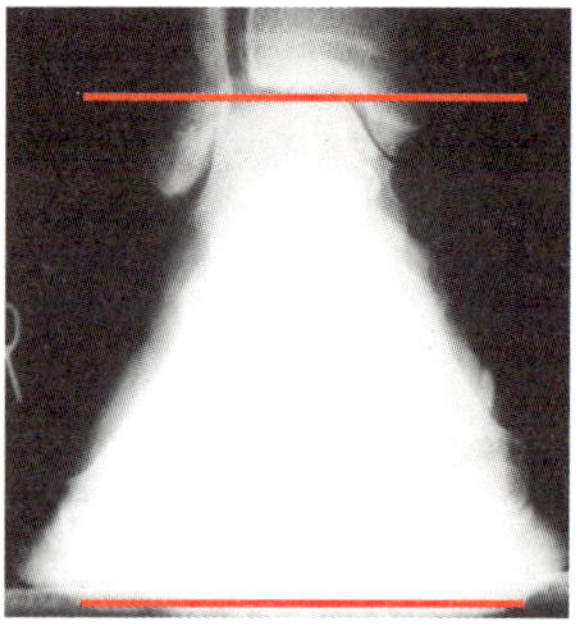

外側を7㎜高くしたなか敷きをつけたX線像。

関節の内くるぶしはもとより、脛骨の天井の部分の軟骨が消失している進行した第3期や第4期のものには、人工足関節や関節固定術が行われます。

人工関節はすでに股関節や膝関節の手術で多く使われており、日本でも両者で年間10万人以上の方に置換術が行われています。その耐久性も年々向上していて、膝関節では20年経過後も9割の方が痛みもなく歩いています。

一方、足関節は股関節や膝関節に少し後れて開発されましたが、欧米で先行して開発された関節は、長期のよい成績が得られず、使用される頻度は少ない状態です。

その原因には、まず足関節は変形性関節症の発生頻度が少ないこと、そして次に紹介する関節固定術が広く行われていることから、股・膝関節に比べて使用数は少ないことがあげられます。

しかし、手術になれた整形外科医が行うと、人工足関節の成績も良好で、60歳以上の女性を中心に置換術の術後には、正座が十分に可能で、術後20年を経過しても、ずきずきした痛みもなく歩行ができています。

足関節固定術はほかの股・膝関節にくらべて、固定しても日常生

### 変形性足関節症に対する人工関節

［手術前］

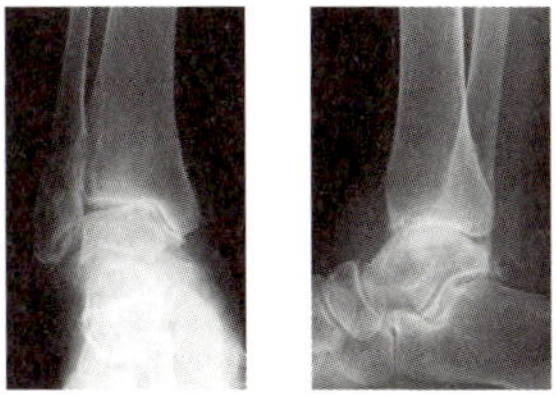

［正面］　［側面］

変形性足関節症、第3期。関節軟骨が消失し、骨と骨が接触している。

［手術後5年］

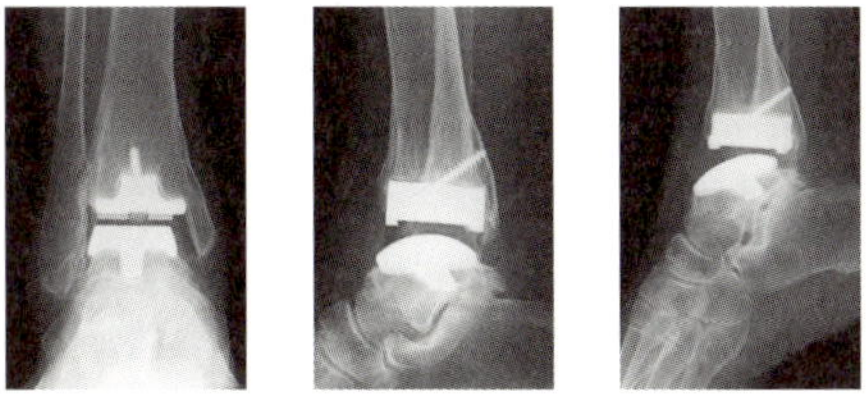

［正面］　［背屈側面像］　［底屈像］

傾きがとれてまっすぐになる。

よく動き、正座も可能となる。

活動作にあまり大きな支障がないので、従来から優先的に行われてきました。

　股関節を固定するとイスに深く腰をかけたり、座位でおじぎをしたりすることが難しくなります。また、膝関節ではイスに腰をかけている時、足が前方に伸びたままになるので、電車に乗っている際には、通路を歩くほかの乗客が当たるという不都合さがあります。しかし、足関節が固定されても、あまり不都合なく、小走りも、時には正座もできます。

　したがって、多くの整形外科医は進行した変形性足関節症には、現在でも固定術をすすめています。

## 変形性足関節症に対する関節固定術

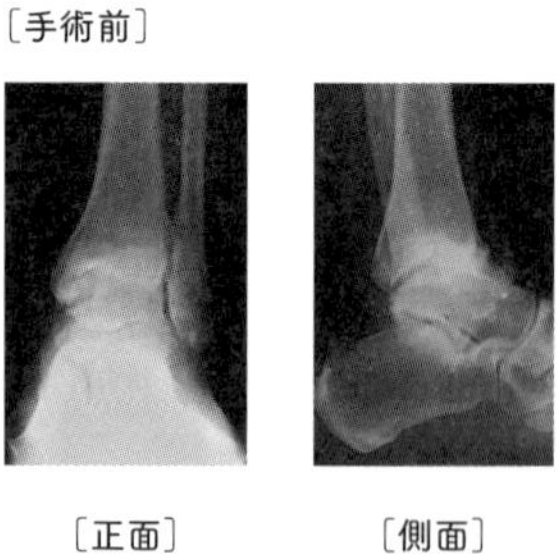


変形性足関節症、第4期。軟骨が消失し、骨と骨が接触している。

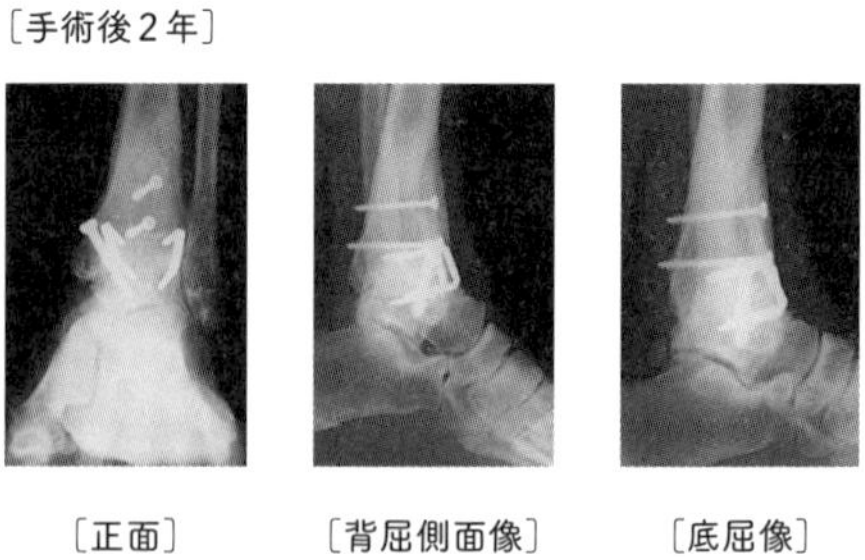


固定術により、足関節の軟骨は消失し、周りの関節で動いている。

## 変形性足関節症の予防法と注意点

❶ 歩き始めや長く歩くと足関節が痛む場合は、この病気を疑い、湿布をしたり、鎮痛剤を服用する

❷ 若い時から、よく捻挫を起こしてきて、足関節が痛む場合もこの病気を疑う

❸ 整形外科で足関節症といわれたら、まずは体重を減らす

❹ 靴の中に入れるなか敷きを作製してもらう

❺ 足関節の周りの筋肉を鍛える

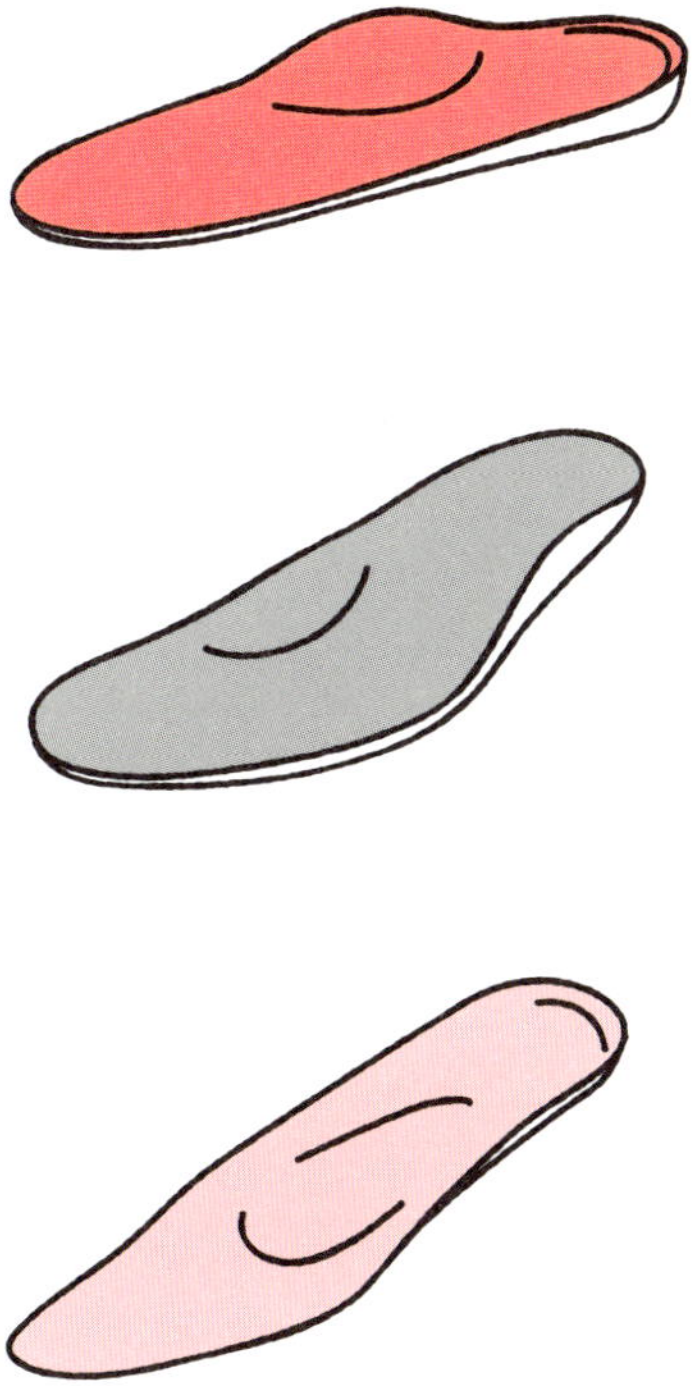

# 腰が原因で足が痛むことがあるのです！

足には大きな異常がない場合でも腰の病気が原因で、足が痛むことがあります。とくに注意が必要な部位であり、足の甲の外側と足底についてお話しします。

## 足の甲の痛みとしびれ

足自体にはとくに異常がないのに、足の甲が痛んだりしびれたりすることがあります。この原因は、腰の椎間板《ついかんばん》ヘルニアです。ヘルニアは、腰椎の第4と第5の間の椎間板にもっとも起こりやすく、椎間板が本来の場所から飛び出して、下肢につながる神経を圧迫します。その神経（坐骨神経）は、下腿の外側と足の甲の外側を支配していますので、これらの部位に痛みとしびれが出るのです。

ここに痛みが出ると、まったく腰が痛まないことは少なく、軽度の腰痛がみられます。このような場合には腰の治療をすることが重要です。

## 足の裏の痛みとしびれ

足底に痛みやしびれを感じる場合は、足の病気としては足根管症候群（P72参照）があります。これは足関節の内下方の足根管が、さまざまな原因で圧迫されて、足底に痛みやしびれを起こします。その足根管症候群が否定された場合は腰に原因があります。その多くは腰部《ようぶ》脊柱管狭窄症《せきちゅうかんきょうさくしょう》によるもので、足底に痛みやしびれが出ることがあります。

高齢化社会を迎え、この病気は増加の一途をたどっています。特徴的な症状は、一定の距離を歩くと痛くなり、休むと症状が消失することです。つまり、ある程度の距離を歩くと、下腿から足の裏にかけて痛みやしびれが現れ、腰をかけて1～2分休むと症状がとれ、再び普通に歩くことができます。椎間板ヘルニアと違って両側に起こることが多く、この場合にも腰の治療が必要です。

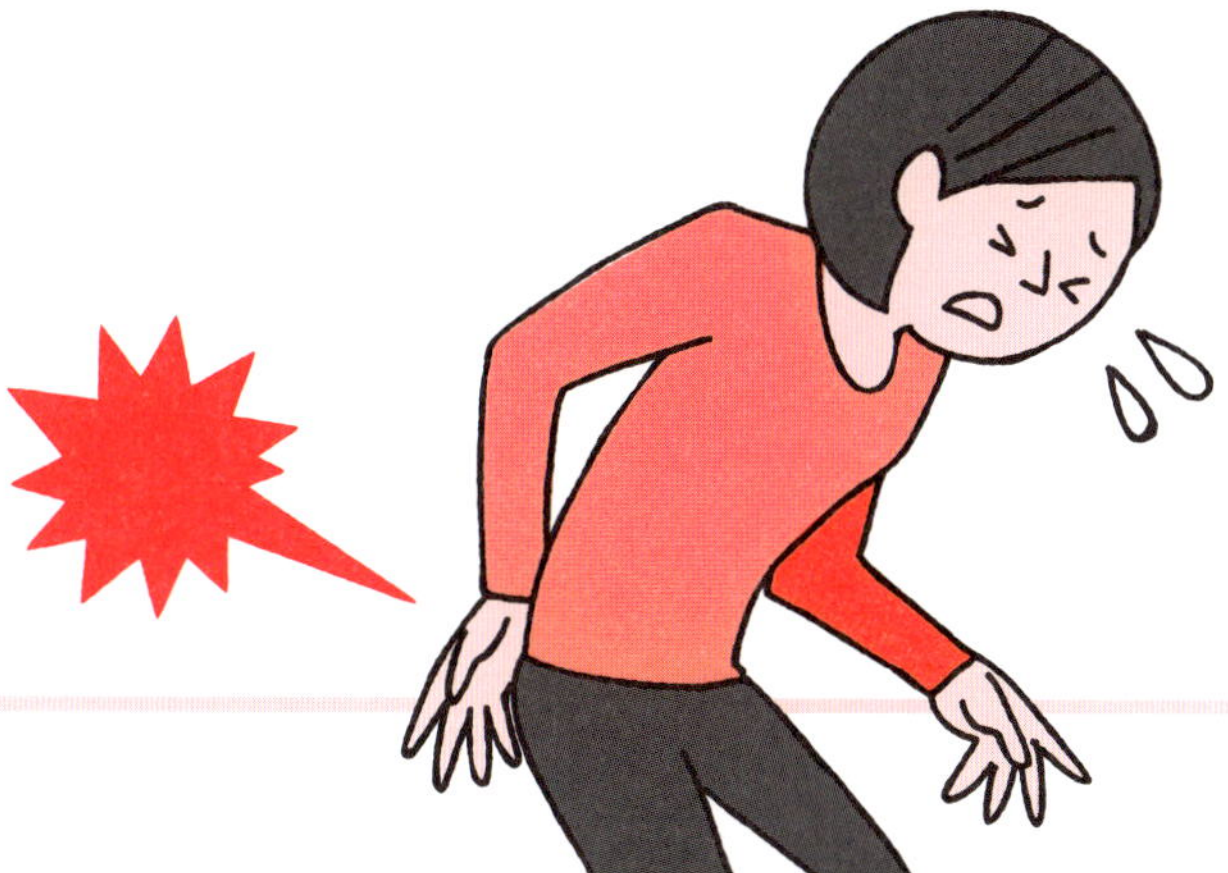

THEME

④

全体
Overall

# 関節のリウマチ・麻痺のある足

リウマチや麻痺は早期発見が重要なポイントです

## 関節リウマチ

足の関節リウマチは、その発生頻度がもっとも高く、手よりも早期に侵されるといわれています。30代から40代の女性によく起こります。

リウマチの原因は、遺伝的な要因、細菌やウイルスの感染、環境因子などが考えられていますが、現在のところ明確にはわかっていません。

手足の指の関節のこわばりやむくみを発症して、進行すると手首、足首、肘、膝、肩、股関節、頸椎といった順に全身の関節を侵して破壊します。

## 足に起こる症状や変形

### ① 足の症状

まず朝に目が覚めた時、両手もしくは両足が何となくむくんでこわばり、動かしにくい状態が短い時間続きます。このような症状がほとんど毎日続いて起こります。

次第に足指から中足部の関節の痛みに広がり、動かさない時にも痛んできます。同時に、足指の関節が紡錘形《ぼうすいけい》に腫れて、後足部の関節では腫れに加えて、関節液が溜まり、動かしがたくなります。

### ② 足に起こる変形

**前足部**

第1趾は体の外側に向く外反母趾変形を、第5趾は逆に体の内側を向く内反小趾の変形が現れ、第2趾から第4趾は関節で脱臼して槌趾《つちゆび》変形になります。このような変形を総称して扁平状三角変形といいます。

**中足部**

中足部のショパール関節やリスフラン関節が侵されて、関節が崩

関節リウマチの前足部の変形（扁平状三角変形）

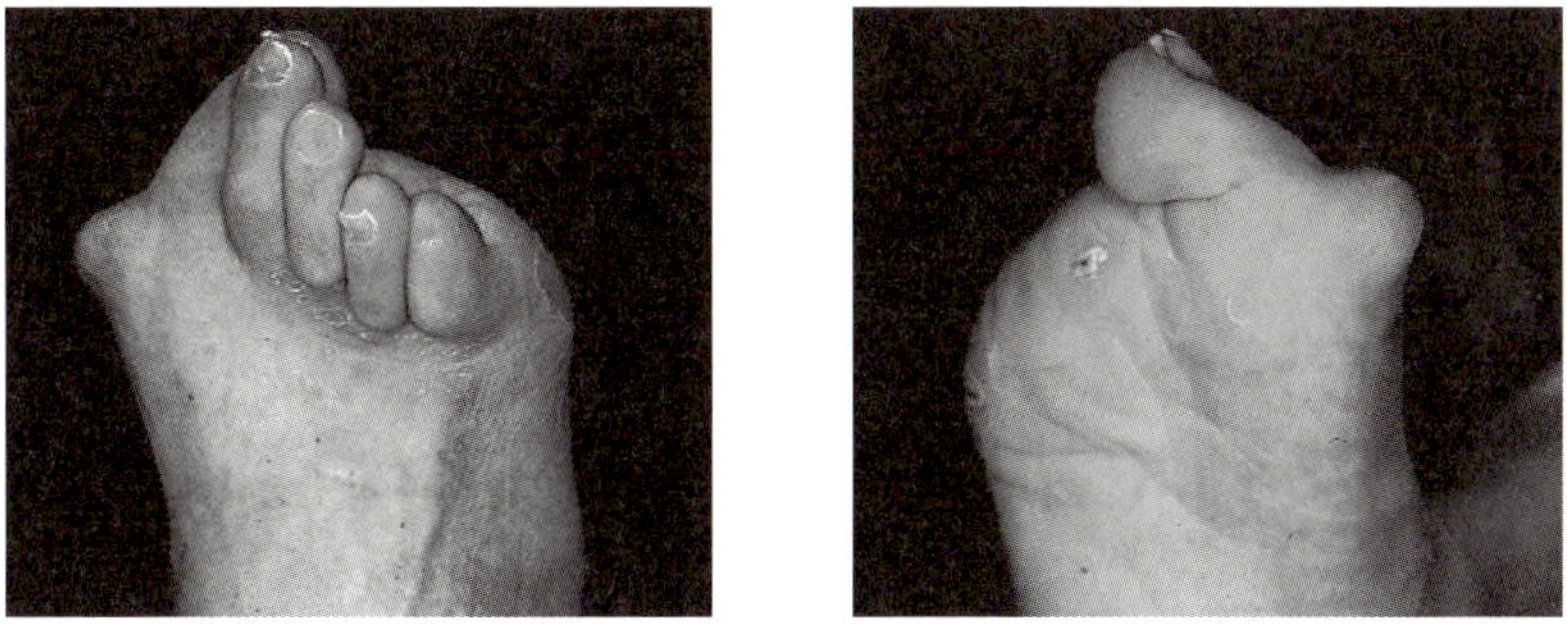

外反母趾と槌趾。母趾が外反し、小趾が内反して三角形の特徴的な形に変形する。

れて扁平足変形が出てきます。

### 後足部

後足部では進行すると、足関節は内側に傾き（内反）、その下の距骨下関節では外側に傾く（外反）傾向があります。また、後足部の多くの骨の間の関節がリウマチで侵されて、骨同士でくっついて骨性癒合（強直）することもあります。

## 足のリウマチの診断の仕方

朝に手や足のこわばりやむくみを感じたら、内科、整形外科のリウマチ専門医を受診することが大切です。

従来、関節リウマチは症状が一旦治まっても、再発を繰り返すので「治癒」という言葉を使わずに一時的に症状が落ちつく「寛解《かんかい》」といってきました。しかし、最近の目覚ましい薬の開発により、治癒という言葉を使用できるほどに進歩してきました。

とくに、関節リウマチの初期の場合は、治癒する確率が高いので、中年の女性で朝のこわばりやむくみを感じたら、早期に専門医の受診をすすめます。

診断には米国リウマチ学会の診断基準が広く用いられています。この基準は2010年に改定され、侵されている関節の数およびその期間、血液検査所見などから診断されます。また、X線像からも診断され、手足の指の関節にリウマチによる軽い関節の破壊が現れ、関節のすき間が狭くなります。進行すると前ページで述べたような典型的な変形が起こってきます。

最近では、エコーがリウマチの早期診断に有効になってきて、徐々に活用されてきています。

## 薬によるリウマチの治療

近年、急速に薬物治療が進歩し、初期であれば治癒することができるようになりました。とくに、抗リウマチ剤と生物学的製剤が使用されるようになり、そのすばらしい効果が注目されています。

### ① 消炎鎮痛剤

従来からある痛み止めで、服用すると一定時間の除痛の効果があります。しかし、長期間の連続服用で、胃腸障害をはじめとする副作用が出ます。根本的にリウマチを治すものではありません。

### ② ステロイド

ホルモン作用を持つステロイドはステロイドホルモンといわれ、人では副腎皮質でつくられます。その作用は、一般的には体の中の炎症を抑え、免疫力を抑制する作用があり、多くの病気に使用されますが、多くの副作用もあります。

リウマチの炎症を抑えて痛みをとりますが、副作用が多く、根本的な治療薬ではありません。

### ③抗リウマチ剤

免疫を調整したり、免疫を抑制したりする薬で、最近では免疫を抑制するメトトレキサート（商品名リウマトレックス®）が、世界的にリウマチ治療薬の第一選択として、広く用いられています。関節破壊に対しても進行を遅らせ、痛みに対しても有効です。肺炎や胃腸障害などの副作用もありますが、医師の指示に従って服用されることが大切です。そのほかにも作用の異なる製剤があります。

### ④生物学的製剤

体内で産生されるリウマチ因子の働きを邪魔する薬が開発され、目覚ましい効果を挙げています。この効果はリウマチによる関節の破壊を止めたり、さらには改良したりする働きもあるといわれています。

この薬の登場により、リウマチの治療は大きく改善されました。もちろん、副作用もあり、肺結核にかかったことのある人には使用できませんし、この薬にアレルギーのある人もいます。少々高価ですが、種々の補助制度がありますから、病院や市町村の福祉に相談することをすすめます。

## 足のリウマチの手術方法

足の部位により、種々の手術治療が行われています。今後の抗リウマチ剤や生物学的製剤のさらなる開発により、手術治療の必要性は減少してくるものと思われます。

## ①滑膜切除術

リウマチは関節包の中にある滑膜という組織が増殖しますので、その滑膜を取り除きます。この滑膜は関節の軟骨を壊すため、切除によって破壊の進行が止まります。

しかし、足関節や後足部の関節の構造は複雑に入り組んでおり、完全に滑膜を切除することは難しく、取り残しができて再発することもあります。

## ②切除関節形成術

扁平状三角変形のように足指がひどく変形したり、関節が脱臼したりしている場合には、関節を形成する骨の一部を切り取って矯正します。最近では、ひどい変形に対しても関節の固定術や形成術が行われるようになってきました。

### リウマチの足指変形に対する固定術と形成術

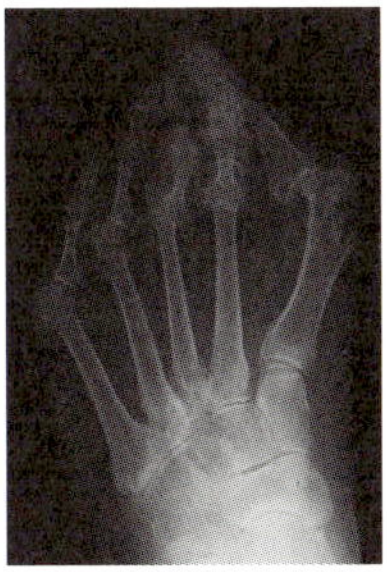

［手術前］
外反母趾に加えて、人さし指、中指は脱臼している。

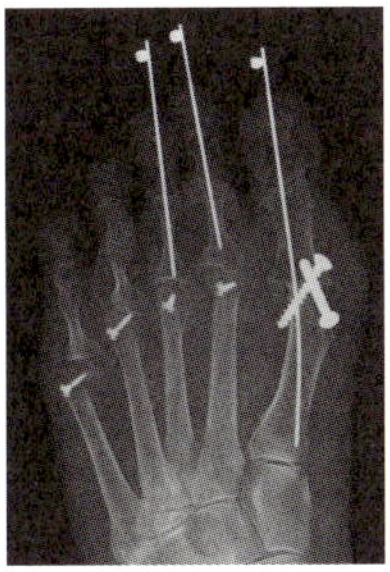

［手術直後］
親指は固定し、他指は関節成形術を行う。

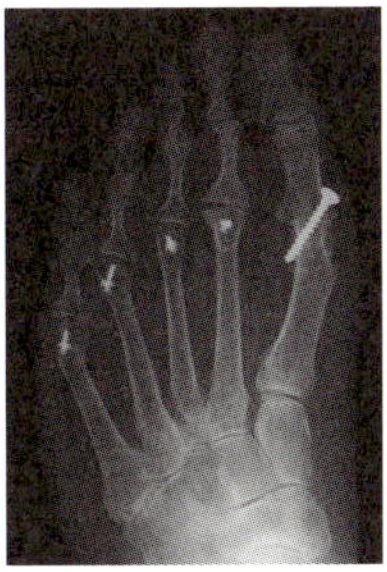

［手術10年後］
手術直後の程度とあまり変わらず、経過は良好。

### ③人工関節置換術

主として、リウマチで破壊された足関節に対して、人工関節の置換術が行われます。日本では現在のところ、2種類の機種が使用されています。手術に熟練した整形外科医が行うと、長期間のよい成績が得られています。

しかし、変形性足関節症（P74参照）で述べたように、足関節においては関節固定術が、日常生活動作にあまり支障を与えないところから広く行われています。第1趾のつけ根の関節にも人工関節が入れられることもあります。

### ④関節固定術

足の各部位の関節がリウマチに侵されて崩れると、主として関節固定術が行われます。前足部の第1趾のつけ根の固定術は、外反母趾変形が強い場合に行われます。

中足部や後足部の関節に対しては、そのうちでもっとも破壊の著しい関節を選択的に固定すると、周辺の関節の破壊が進行しない傾向があります。

足関節に対しては、周辺関節が侵されているかどうかで固定範囲

リウマチの足関節変形に対する人工関節

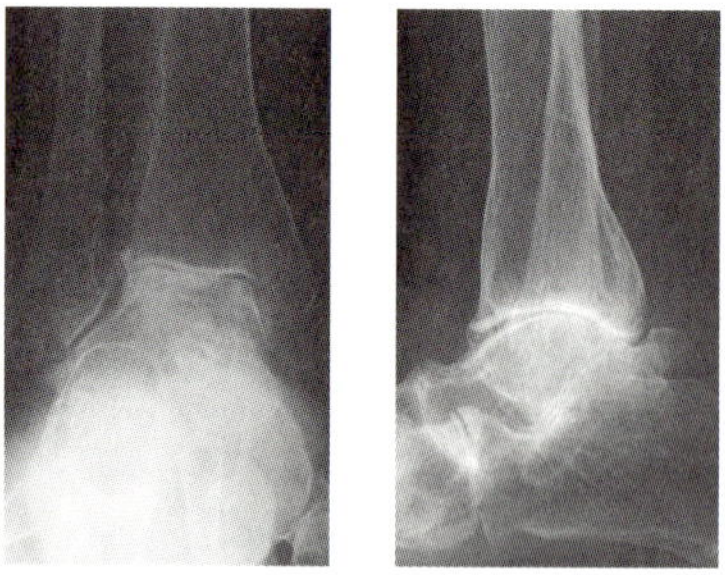

［手術前］

関節軟骨が消え、骨と骨が接触している。

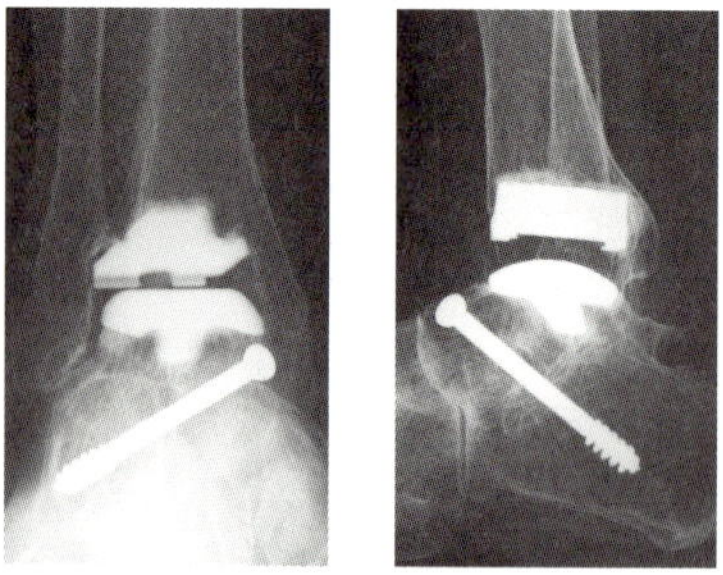

［手術10年後］

人工足関節とその下の距骨下関節の固定術により、疼痛もなく、歩行できている。

が異なります。侵されていない場合には、変形性足関節症と同様の方法で固定します。すぐ下の距骨下関節が破壊されている場合には、両方の関節を固定します。

## 足のリウマチの予防法と注意点

1. 中年の女性で、朝のこわばりやむくみを手足に感じれば、この病気を疑う
2. こわばりを両足や両手に毎朝感じれば、専門医を受診する
3. リウマチの薬は自分で勝手に止めたり、変更したりしない
4. 最近の新しい薬はリウマチを治すことができるので、少し高価でも継続して投与を受ける

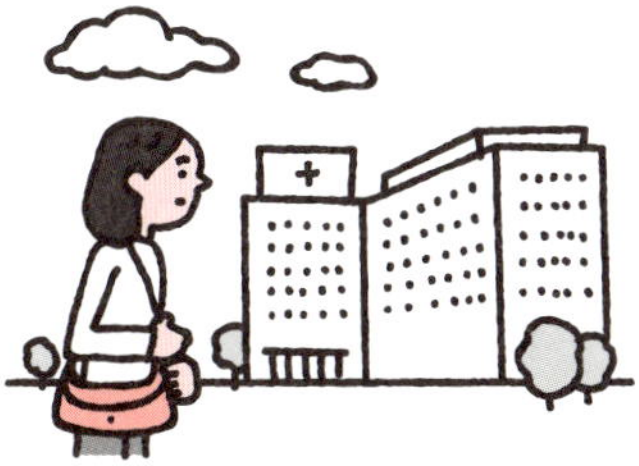

足関節だけでなく周辺関節に変形がある場合の固定術

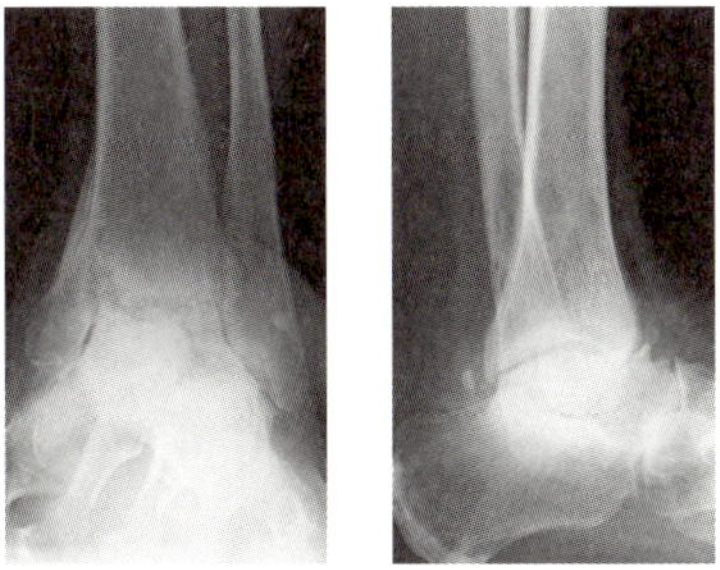

［手術前］

足関節だけでなく、距骨下関節にも破壊がおよんでいる。

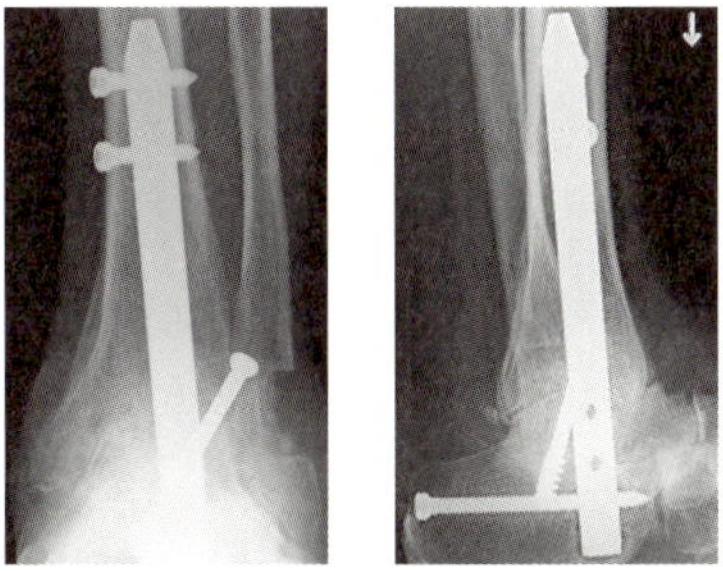

［手術3年後］

足の底から太い釘を挿入して、ふたつの関節を同時に固定する。

## 麻痺のある足

麻痺のある足には、大きくわけて神経系と筋肉系に原因がわかれ、神経系では脳や脊髄の障害（上位運動ニューロン障害）によるものと、末梢神経に障害（下位運動ニューロン障害）があって起こるものに分類されます。足が変形する麻痺も両者が原因で起こります。

脳や脊髄の障害は筋肉が非常に緊張して変形がかたく、矯正しようとしてもギシギシと少しだけ動くような痙性麻痺《けいせいまひ》となります。脳出血や脳梗塞後の麻痺で起こる足の変形は、かたい痙性麻痺です。さらに、妊娠中や出産時に、脳に障害を受けて起きる小児の脳性麻痺も痙性麻痺です。

一方、末梢神経は筋肉の緊張はなく緩んで、矯正しやすく弛緩性麻痺《しかんせいまひ》をとります。脊髄性小児麻痺（ポリオ）や二分脊椎、種々の外傷が原因で起こる末梢神経障害後は、やわらかい弛緩性麻痺です。しかし、弛緩性麻痺も経過が長くなりますと、かたい変形へと変化します。

弛緩性麻痺を生じる典型的な病気や外傷には、腰の椎間板ヘルニアによる坐骨神経麻痺、スポーツや交通事故による腓骨《ひこつ》神経麻痺などもあります。これは下垂足といって、足がだらりと垂れ下がります。そのためによくつまずきます。

## 麻痺した足の治療法は

### ①痙性麻痺

脳性小児麻痺に関して、以前は1歳前後で診断されていましたが、最近では早期発見、早期治療が重要視され、できるだけ早期に診断し、姿勢反射を応用した訓練が早期から行われるようになりました。この訓練は専門家の指導が必要ですので、早期から肢体不自由児施設に通院や入院して行います。

脳出血や脳梗塞後の足部変形は、足部が内がえしで足裏方向に曲がる変形（内反尖足《ないはんせんそく》）にほとんどが進行します。そこで、発作後のできるだけ早期から、逆の方向に背屈（足の甲側に曲げる）して外がえしにするように、当初は専門家による徒手での矯正を強力に行います。

いかに早期から強力に行うかが、その後の日常生活動作の回復に大きく影響します。

また、変形の矯正や予防には、靴のなか敷きを含めた各種の装具療法も重要です。痙性麻痺は筋肉の緊張が強く、装具なしでは矯正位が維持できません。

弛緩性内反尖足

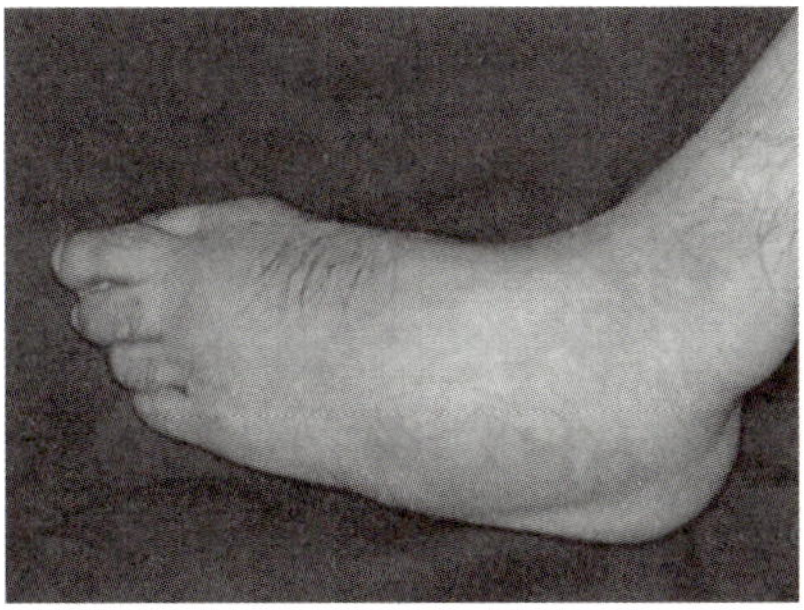

内反尖足の変形。

そのため、夜間にも装具をはめて変形を矯正し、歩行の練習時にも装具をはめて行います。これらの装具は変形に応じて、専門家（義肢装具士）に採型してつくってもらいます。

手術的には尖足に対して、アキレス腱の延長術、内反尖足にはアキレス腱の処置に加えて、内がえしを行う筋腱（後脛骨筋）を足の前に移し、力の方向を変える方法を行います。さらに、かたい変形の場合には後足部の骨を切って矯正します。

## ②弛緩性麻痺

椎間板ヘルニアや外傷で起こる坐骨神経や腓骨神経麻痺による下垂足に対しては、靴も履ける簡単な装具が有効で、装着すると容易に歩くことができます。

手術治療には筋腱を移行する方法が多く行われます。とくに、腓骨神経麻痺の下垂足に対しては、足を底屈する筋肉は正常ですので、足を持ち上げる働きをするように後脛骨筋を足の前方に移してあげると、装具なしで簡単なスポーツができるようになります。

弛緩性の変形も長い経過でかたくなってしまうと、骨を切って矯正することが必要になります。

下垂足の装具

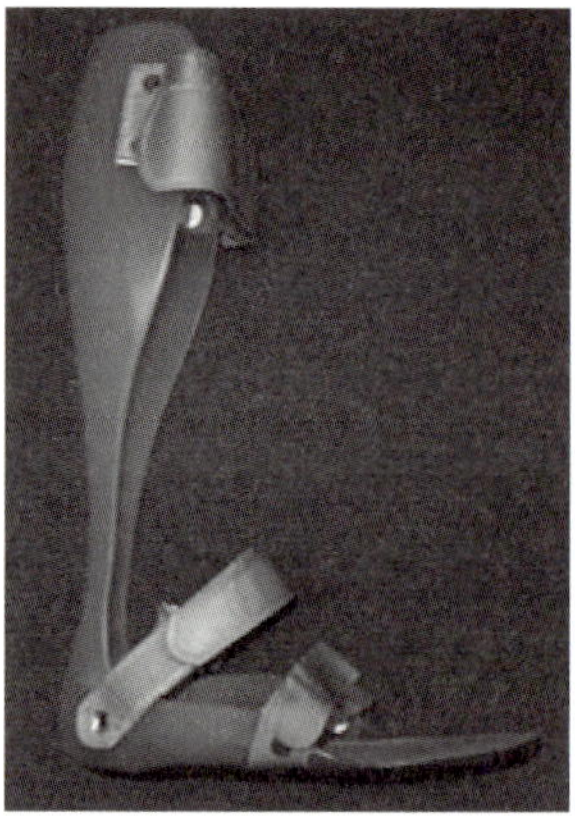

足が垂れ下がらないようにする装具。靴も履ける。

## 麻痺の予防法と注意点

❶ 足がしびれたり、足に力が入りにくくなったら、整形外科を受診する

❷ 脳出血や梗塞の痙性麻痺の場合は、再発に注意して、血圧の測定や血をさらさらにする薬の継続投与を受ける

❸ 症状が落ち着いたら早期に、病院や施設だけでなく自宅でも、運動療法を行う

❹ 運動をおこたるとすぐ筋力が落ちて、日常生活動作が不自由になるので、おこたらないように注意する

THEME

⑤

（全体 Overall）

# 足のケガ

捻挫や骨折の治療をおこたるとその後の不調につながります

## 足の捻挫《ねんざ》

足の捻挫は、整形外科の外傷のうちでもっとも発生頻度が高く、日本では1日に1万2千人が捻挫をしているといわれています。その大部分は、自分で安静にして、腫れた部位に湿布をしてすませています。捻挫後に皮下出血が出て、歩行時のずきずきした痛みが強い場合に限って、病院を訪れることが多いようです。

すなわち、捻挫が起こったすぐ後でも、少し痛むが十分に歩ける程度から、大きな断裂音とともに全く歩行ができず、担架が必要なものまで程度にも種々あります。スポーツにおいても、すべての種

捻挫翌日の皮下出血

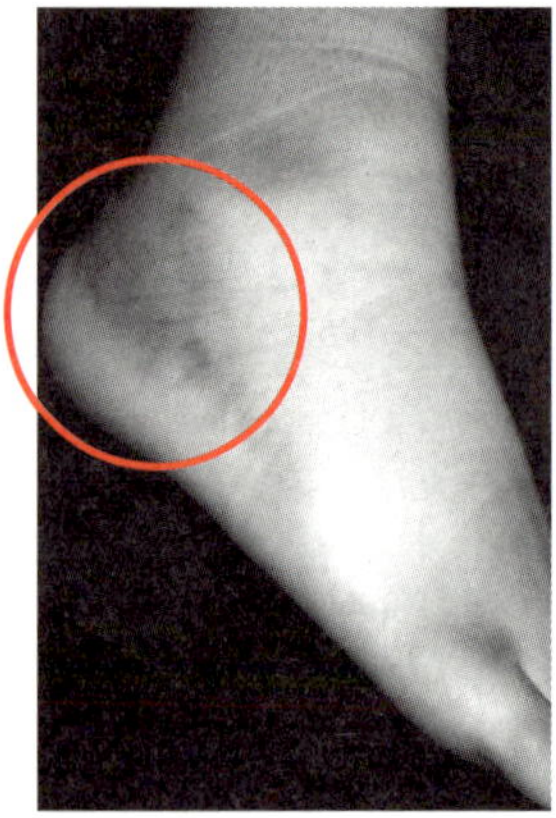

傷の当日には、腫れだけだったが翌日には外くるぶしの下に紫色の皮下出血が現われる重症例。

目でつねに足の捻挫は起こっています。

## 捻挫が起こるわけは

足の捻挫は、階段や溝などの段差がある場所で、踏み外して足が内がえしに捻れて起こります。

スポーツ中には、ほかの選手の足の上に乗り上げて起こったり、ほかの選手の足が横から自分の足首に当たって捻れて起こることもあります。

足関節は脛骨《けいこつ》、腓骨《ひこつ》および距骨《きょこつ》の三つの骨が、建築の「ほぞとほぞ穴」の形状で安定が保たれています（P20参照）。それに加えて外側と内側に靭帯があります。内側の靭帯は、四つの分枝からなる強靭な靭帯ですが、外側は主として前距腓靭帯と踵腓靭帯《しょうひじんたい》からなり、内側に比べると弱くなっています。

その上、関節の構造上から、外がえしよりも内がえしの方が起こりやすく、捻れる範囲も大きいところから、ほとんどの足の捻挫は内がえしが起こって発生します。

足の捻挫で内がえしが起こると、まず前距腓靭帯が切れます。さ

足関節周辺の靭帯

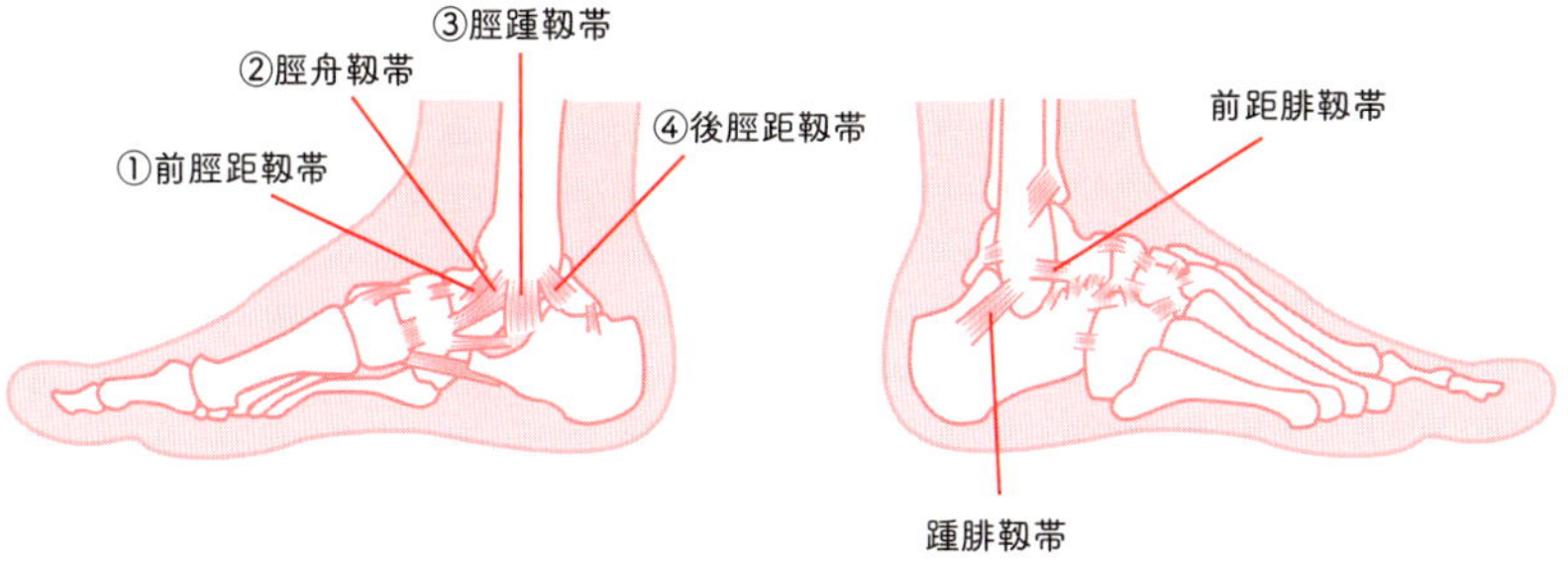


［内側］

①～④の四つの分枝は、強靭な靭帯なので切れることは少ない。

［外側］

前距腓靭帯は足の捻挫でまず切れる。重症になると踵腓靭帯も切れる。

らに強く捻れると踵腓靱帯も切れます。この前距腓靱帯は足関節のふくろ（関節包）と一緒になっています。

　完全に切れると出血して、捻挫の翌日には腫れとともに皮下出血が発生し、周辺が赤紫色になります。

## 治療の必要な捻挫とは

### ①思春期以後の成人の捻挫

　捻挫した直後、足関節の外側を中心に腫れてくる場合は、ただちに水や氷をタオルに含ませたり包んだりして患部を冷却します。冷却して1、2時間後には湿布を貼って、捻挫した足関節を少しきつめに圧迫包帯固定を行って安静にします。翌日に足関節外側の周辺に赤紫の皮下出血が認められ、歩行時痛が持続しているようであれば、整形外科の診察を受けるべきです。

　そのまま経過とともに痛みや腫れがとれた場合にも、捻挫の再発予防のために、とくに足部を外がえしにする訓練を行います。すなわち、足関節を上および外側にあげます。これを強力に行うと、内がえしの捻挫が再発しなくなります。

　整形外科では、捻挫した足を痛まない程度に内がえしや、前に引

足関節捻挫ストレスX線像

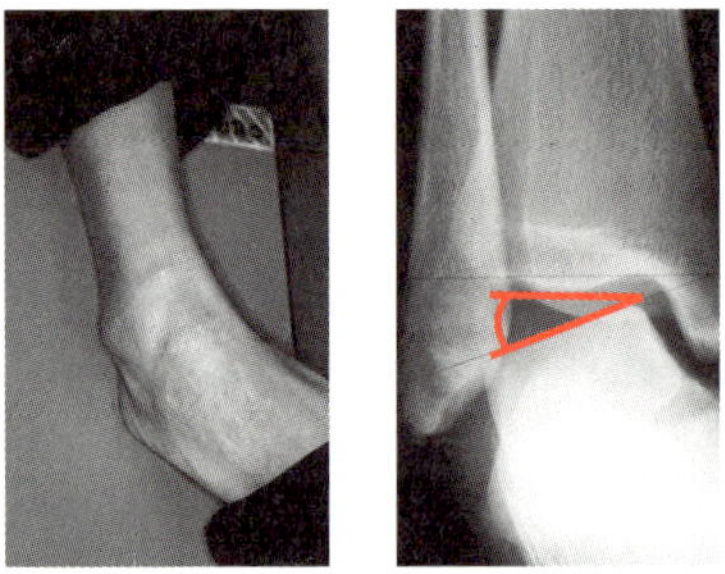

〔内がえしストレスX線像〕
内がえし角度を測定する。

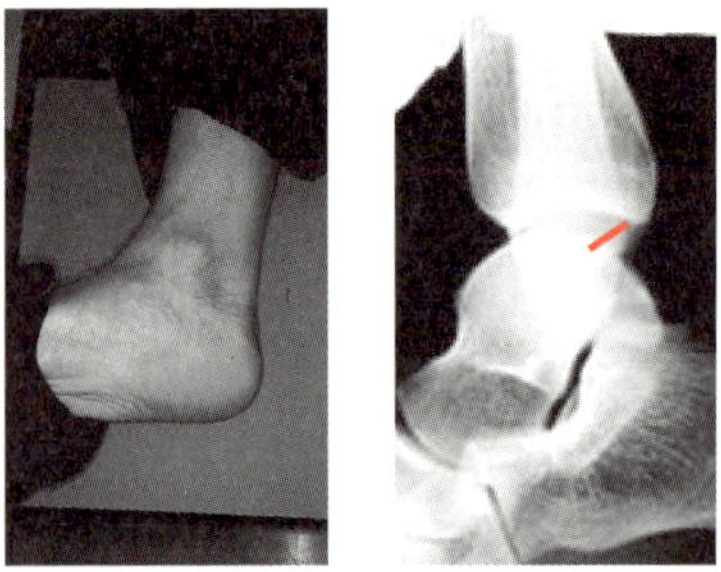

〔前方引き出しストレスX線像〕
引き出し距離を測定する。

き出してX線像をとり、その程度を調べます。すなわち、内がえしのストレスをかけたX線像から距骨の傾斜した角度を計測し、前方に引っぱって距骨の引き出された距離を計測します。これにより、捻挫の程度を調べ、治療法を決定します。

まず、X線像からの検査結果が軽い場合は、サポーター固定を2週間程度行い、痛みと腫れが消失してから、筋力を増強するリハビリテーションを行います。おもに足部を外がえしにする訓練です。

また、スポーツを再開する場合には、再度、捻挫を起こして習慣性にならないように、サポーターやテーピングをして開始します。しかし、長くサポーターなどを着用すると、足関節周辺の筋力が低下するので、3か月をめどにはずします。

## ②手術をしないで治す重症の捻挫

最近では、ストレスX線像からの角度が大きくても、また引き出しの距離が長くても、手術をせずにギプスやサポーター固定で治療します。

長い間、スポーツ選手を含めた足の捻挫治療の臨床研究が行われ、切れた靱帯を手術的に縫合した場合と、ギプスやサポーターによる固定だけで治療した場合が比較検討されてきました。

その結果、両者の治療後の成績は、ほぼ同等であることが判明しました。そのため、ほとんどの整形外科医は手術せずに、ギプスを含めたしっかりした固定法で治療しています。

ギプス固定がはずれた後のリハビリテーションでは、ただちに足関節を上げたり下げたりの底背屈運動から、筋力増強および関節の動きを獲得する運動を始めます。

　とくに、最初の1週間は背屈運動が中心で、次週から底屈運動を加えていきます（P141参照）。

　3週間目からは内・外がえし運動（P141参照）を強力に行います。さらに、スポーツ選手では負荷をかけて、この運動を繰り返します。

　しかし、重症の捻挫で足関節の外側だけでなく、内側も腫れて、そこに痛みや圧痛がある場合には、CTやMRI検査を行い、関節軟骨が損傷を受けていないかどうかを調べます。損傷が軟骨の下の骨までおよんでいる場合には、手術治療を行います。

　手術治療の場合にも、術後の筋力を強めるリハビリテーションは大切で、外がえし訓練を中心に強力に行います。

負荷をかけての外がえし運動

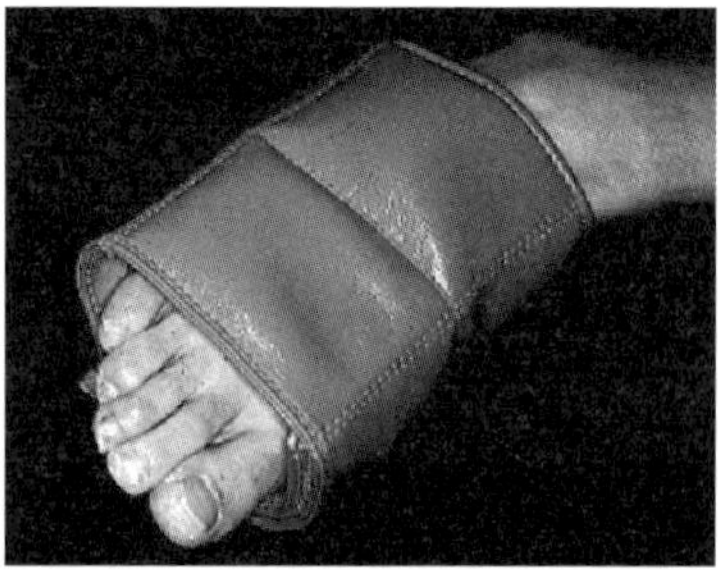

［力をぬいた静止時］

スチールバンドを巻き、巻いた方を上にして、横向きに寝る。

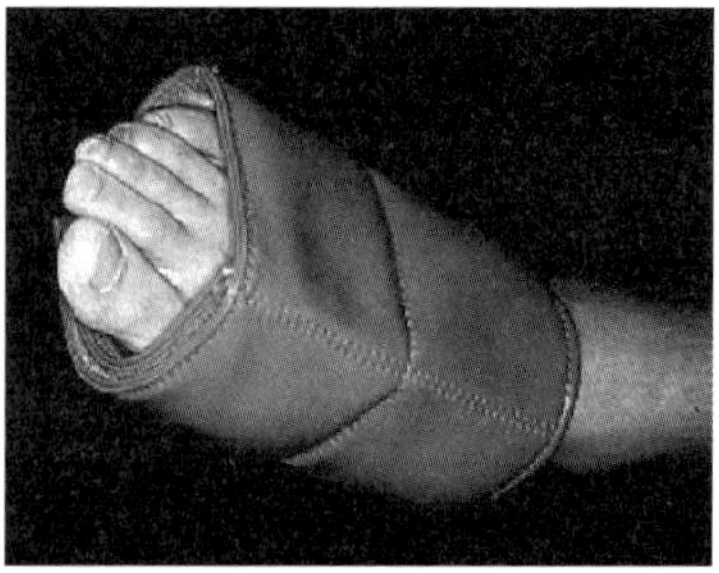

［外がえし運動］

力を入れて小指側に足を上げる。

## 捻挫の予防法と注意点

❶ よく捻挫する場合には、かかとの高い靴を避ける

❷ 捻挫が習慣性にならないように、つねに外がえし運動を行う

❸ 捻挫後のスポーツや仕事の再開時には、サポーターやテーピングをする

❹ スポーツの前のストレッチに、ほかの部位よりも時間をかける

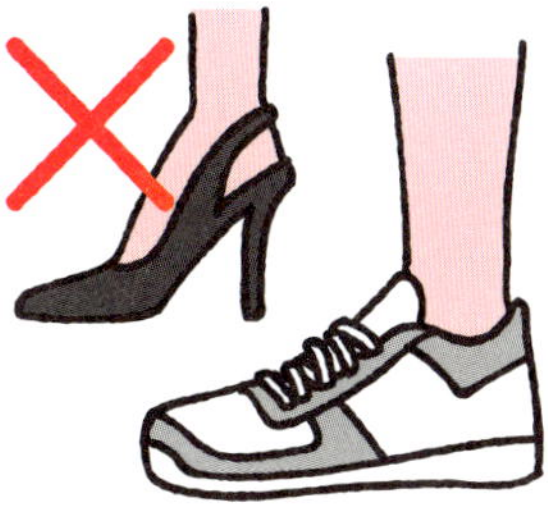

COLUMN

# 子どもの捻挫、どうする？

よく動き、走り回る子どもが捻挫をした時の対処法は、意外と知られていません。子どもの捻挫についてお話しします。

子どもが捻挫して足関節の外くるぶしの周辺を腫らしている場合には、靭帯は切れずに、靭帯がついているところが骨ごとはがれます。もちろん、外くるぶしが腫れていますので、足関節が内がえしに捻れて起こっています。

10歳以下の小児の足関節周辺の骨は、多くのやわらかい軟骨で包まれています。その上、周辺の靭帯はある程度丈夫ですので切れません。そのため、捻挫により靭帯がついている軟骨（8歳以上では骨を含めて）がはがれてしまうのです。

軟骨成分は普通のX線像には映りませんので、8歳以前の小児の骨がはがれて剥離を起こしていても、骨折がX線像には現れません。

小児の捻挫による剥離骨片

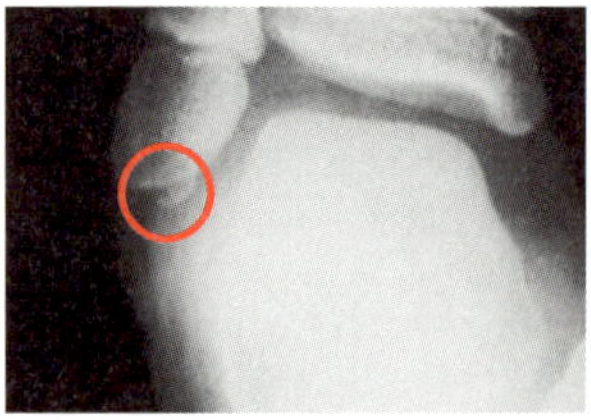

小児の捻挫では、単純X線では骨折がわからないが、内がえしの状態でX線をとると、骨片が見えてくる。

骨折が発見できないため、湿布や包帯固定だけで済まされ、ギプスなどによるしっかりした固定が行われないことがあります。

その結果、X線像に映らなかった軟骨片が、成長とともに骨化して大きく成長します。その骨化した骨片には、前述した前距腓靱帯がついています。そのため、それ以後に捻挫をたびたび起こすようになります。捻挫のたびに、その骨片と本来の腓骨の間が動くようになり、その度に痛みます。

小児が捻挫して外くるぶし周辺を腫らした場合には、整形外科を受診し、X線像に剝離骨片が映し出されていなくても、ギプス固定で治療してもらうことが大切です。

ギプス固定は普通2週間から4週間行われます。また、捻挫して2、3日後には痛みがとれますから、ギプスを床につけて、松葉杖も必要とせずに両足で歩行できます。

その後、ギプスがはずれたら、外がえし運動を中心に筋力トレーニングをします。スポーツの再開には、当初だけはサポーターやテーピングを行います。

子どもが捻挫をした時には、整形外科を受診し、ギプス固定をしての治療が大切といいました。しかし、休日や休診日などですぐに受診

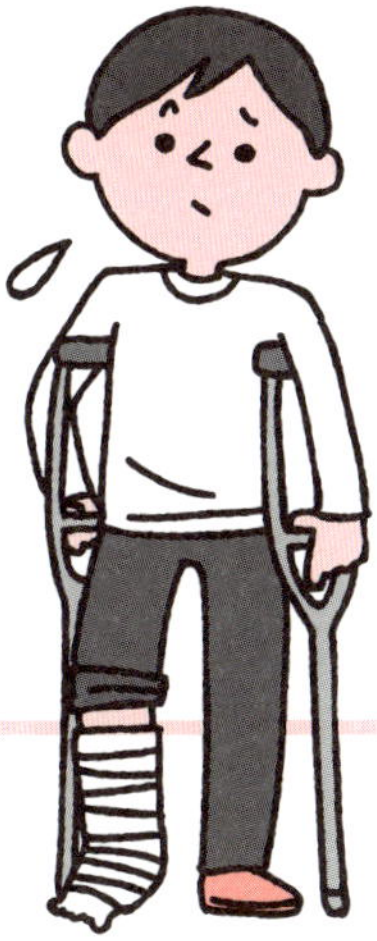

ができないこともあると思います。その時には、次のように対処しましょう。

❶ 捻挫した足関節の患部を冷やし、弾性包帯で圧迫して腫れないようにする。

❷ ❶を行ったあとは、足を上げて休ませる。

❸ ❶と❷の対応を行い、病院が開くまで安静にして、開院後すぐに受診をする。

大人の場合は、外がえし運動の訓練をすることで捻挫の予防につながります。しかし小さい子どもの場合は難しいため、予防法がありません。捻挫をしたとわかったら、きちんとした対処をすることが大切です。

## 足の骨折

足部に起こる骨折もその発生頻度は、ほかの部位に比して非常に高く、日常しばしば起こります。

代表的な骨折は内・外くるぶしが折れる果部《かぶ》骨折《こっせつ》、高所からの転落で起こる踵骨《しょうこつ》骨折《こっせつ》、足の前の部分が捻れて起こるリスフラン関節脱臼骨折、足部の内がえしで起こる第5中足骨基部骨折（下駄履き骨折）、運動のやり過ぎで起きる各種の疲労骨折などがあります。

また、交通事故やスポーツ外傷では思いもよらない非典型的な骨折が、足部の至る所で起こります。

外傷後、痛みと腫れが強いうえに、左右を比較した場合に変形が認められれば、骨折を疑って早急に受診することが必要です。やはり、骨折は自分で治療することは困難で、医師の診断を受けて適切な処置をしてもらうことが肝要です。

### 果部骨折

果部とは内と外の「くるぶし」のことで、整形外科関連の骨折の中では非常に発生頻度が高く、足部の捻挫と同様の内がえしで起こります。

捻挫と同じようなしくみで起こりますが、その際の内がえしの力は捻挫の時よりさらに強い力がかかり、内側や外側のくるぶし（内果および外果）が骨折します。

X線像でかすかな骨折線が確認され、骨折部の骨同士があまり離れていない軽症例から、骨折部がひどく離れて、足が内側や外側に曲げられて、変形している重症例まで程度はさまざまです。

整形外科を受診し、この骨折がわかれば、軽症例（骨折部の離れが2㎜以内）では、ギプス固定を1か月間行います。2㎜以上離れている重症例では、骨折部の癒合が起こらなかったり、骨の癒合に長期間が必要になったりするので、手術治療を行います。

最近では、内果および外果に合った金属の板（プレート）が開発されて、骨の癒合までの期間が短縮されてきています。その結果、ギプスなどの固定期間も短くなってきました。手術後のギプス固定期間は3、4週間です。

手術の有無にかかわらず、ギプスは2週間で交換し、その後は歩行用ギプスで体重をかけて歩行し、合計3、4週間ではずします。

ギプスがとれたら、捻挫の場合と同じように、ただちに足関節の底背屈運動から開始して、次週からは内・外がえし運動を行います。

### 骨折箇所

①果部骨折　②踵骨骨折　④第５中足骨基部骨折

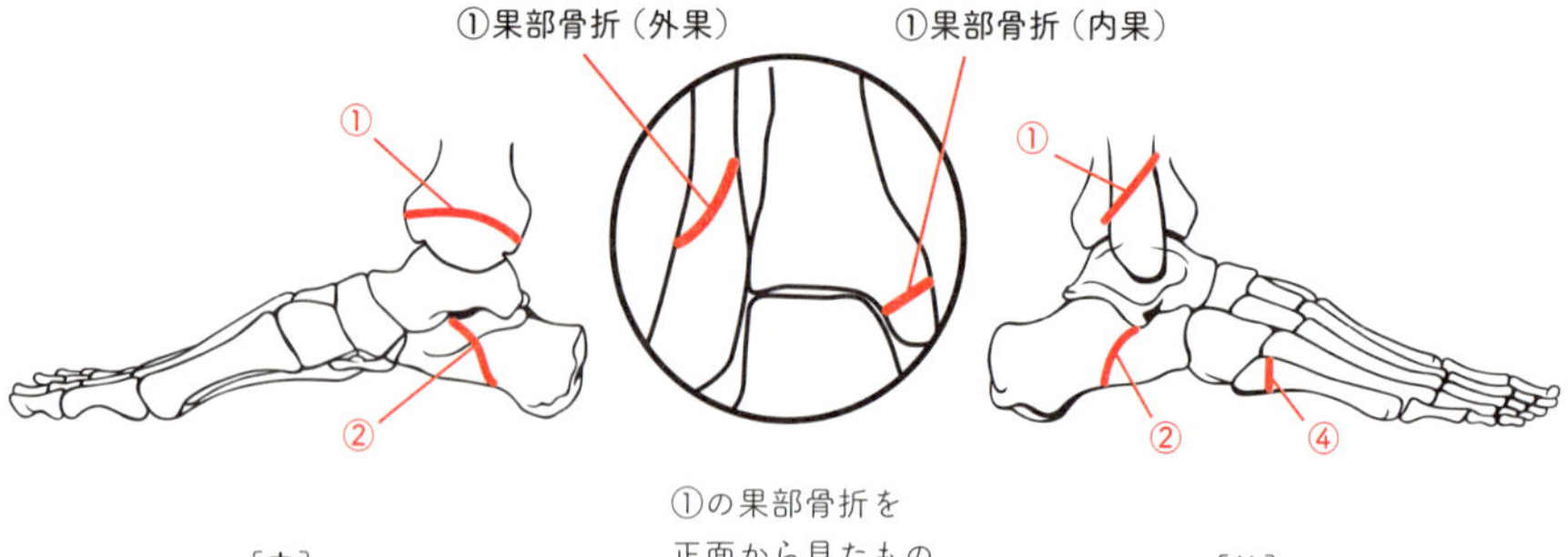


①の果部骨折を
正面から見たもの

［内］　［外］

## 踵骨骨折

高所からの転落や飛び降りてかかとから地面についた時に、足部ではもっとも大きなかかとの骨に骨折が起こります。高さの程度により、骨にヒビが入るだけの骨折（亀裂骨折）から、バラバラにガラスが壊れたような粉砕骨折までさまざまです。

また、骨粗鬆症がある高齢者の方は、50㎝程度の低いところから跳んでも起こることがあります。踵骨の後方にはアキレス腱がついていますので、この腱の反射的な力によっても、骨折部がバラバラになります。

この骨の骨折が起こると、ただちにかかとの内外側が腫れてきます。

痛みも強く、かかとでの歩行はできなくなります。病院でX線だけでなく、CT撮影をしてもらうと、骨折の状態が非常によくわかります。

骨折部でのズレがあまり大きくない場合には、骨折でかかとの内外側に膨らんでずれた骨を、医師が内外側から押し込んで、できるだけ元の形に整復します。

骨折箇所

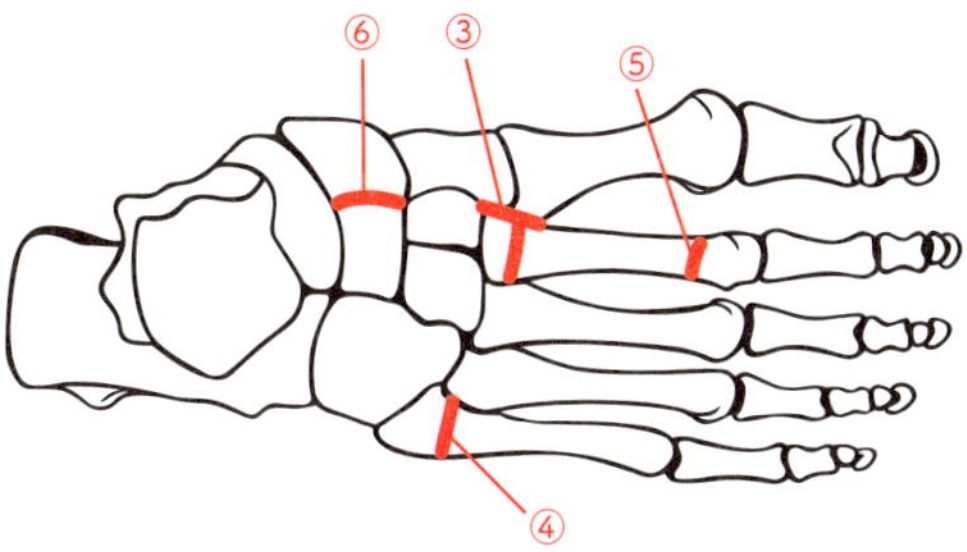


③リスフラン関節脱臼骨折
④第５中足骨基部骨折
⑤中足骨疲労骨折
⑥舟状骨疲労骨折

この操作は痛むので、通常は麻酔をかけて行います。結果をX線像で確認し、よければギプス固定を行います。

ズレが大きく骨が粉々に砕けている場合には、手術治療を行います。手術にはたくさんの方法がありますが、最近ではできるだけ元の状態（解剖学的整復位）に復元するように、プレートを骨折部に当てて整復しています。

手術後はギプス固定を1か月間行いますが、最近ではプレートの使用により固定を短期間にして、早期より動かす訓練をする傾向にあります。

術後のリハビリテーションのメニューは、先の骨折後のものと同様ですが、この骨折後では内がえしできて、正座が可能になれば一応完治です。

## リスフラン関節脱臼骨折

この脱臼骨折は、つま先立ち（背伸び）の状態で、上から急激な大きな力が加わって起こります。もっとも多い脱臼骨折は第1中足骨が内側に、第2中足骨以下の中足骨が外側にずれて、骨折を伴って起こる場合です。

ヒールつき歩行用ギプス

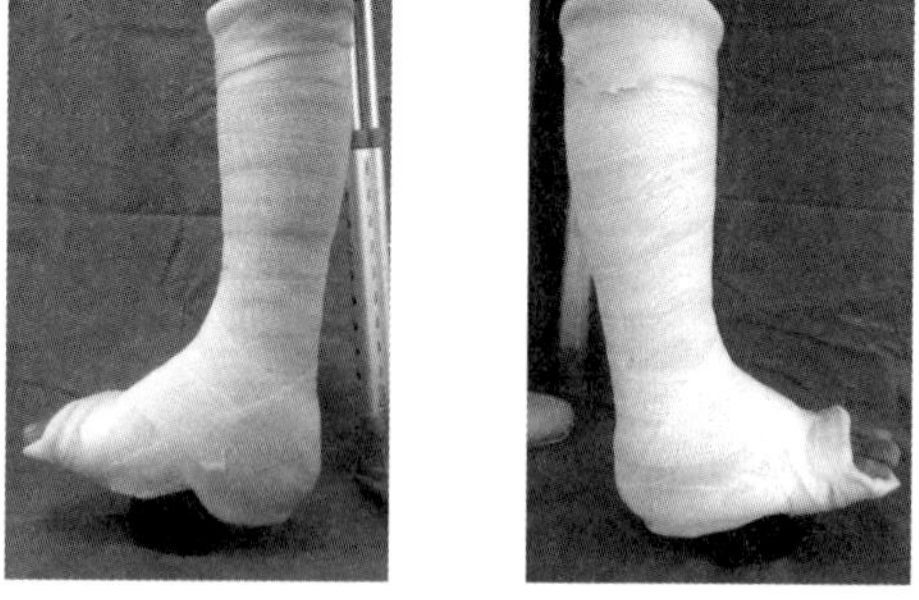

ヒールつきギプスは、左右の高さの調節ができ、ギプスの汚れを防ぐ。

また、バイクの交通事故では足の前足部が地面や器物に急激に当たり、その前足部全体が外側にずれて、骨折を伴って脱臼（足の関節がはずれること）します。

スポーツ中では、疾走してカーブを曲がろうとした際に、足がつま先立ちの状態になり、第1中足骨と第2中足骨の間が骨折を伴わずに開いて、わずかに脱臼します。しかし、この脱臼は痛みを伴い、スポーツの妨げになります。

脱臼骨折が起こると同時に、同部が腫れて強い痛みが出ます。病院を受診して、脱臼やそれに伴う骨折のずれの程度を調べてもらいます。

医師が手（徒手）でずれを戻すことが可能で、戻した状態が安定していれば、ギプス固定を行います。戻らなかったり、戻した状態が不安定な場合には、手術治療を行います。

手術には鋼線やスクリューを使用して整復し、ギプス固定を行います。

術後は3、4週間のギプス固定を行い、ギプスをはずした後は足関節の屈伸（底屈と背屈）を中心に、リハビリテーションを行います。

リスフラン関節脱臼

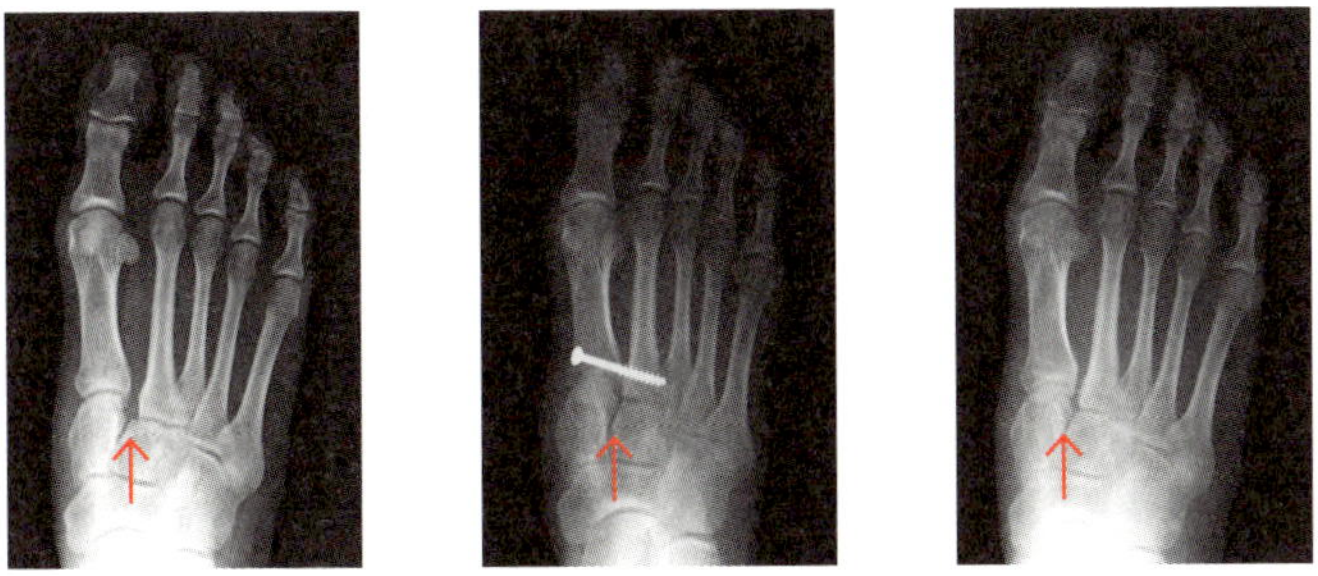

［脱臼時］
外傷で第1・2中間骨間が離れた。

［術後すぐ］
スクリューを入れて、離開（矢印）を寄せた。

［術後6か月］
スクリューをとった後も開かなくなっている。

とくに、この脱臼骨折後には、足指の伸筋腱がリスフラン関節部で癒着するので、足指の訓練はギプス固定中からも行います。

## 第5中足骨基部骨折（下駄履き骨折）

この骨折は、日本人がしばしば高下駄（たかげた）を履いている時に、足が内がえしに捻れて起きたので、下駄履き骨折ともいいます。

足の捻挫と同様の起こり方で発生しますから、その頻度は高いです。筆者もゴルフ中に草むらでボールを探している時に、溝に落ちて骨折しました。

なぜこの骨折が、足が内がえしに捻れた時に起こるかといいますと、この中足骨基部に腓骨筋腱がついており、この筋腱は丈夫で切れないので、強い力が基部にかかって発生します。

この骨折は折れた部位が大きく離れることはなく、痛みも強いことはありません。しかし、歩行すると痛むので、サポーターかギプス固定を行います。手術せずに十分に骨は癒合します。

## 疲労骨折

スポーツをやり過ぎたり、足を使う仕事を長時間繰り返して行うと、足部の多くの部位で疲労骨折が起こります。

古くは軍隊で重い荷物を背負って長時間行軍すると、足の第2もしくは第3中足骨に、捻ったりつまずいたりしていないのに骨折が起こりました。そのため、これは行軍骨折と呼ばれ、代表的な足部の疲労骨折といえます。

最近では、思春期のスポーツ選手の足部の各所に疲労骨折が多発しています。しかし、痛みが発生した直後や初診時には、X線像に明らかな骨折を認めないことが多くあります。

## ① 中足骨疲労骨折（行軍骨折）

足部の疲労骨折のうちでもっとも発生頻度が高く、思春期のサッカーや野球選手に多く起こっています。

第2および第3中足骨頸部（前方部）に多く起こります。痛みが発生して1週間から10日後には、X線像に骨折線や新しい骨の形成が認められます。3週間程度の安静で痛みはとれます。この疲労骨折の予後は良好で、約1か月間スポーツを中断したり、運動量を落としたりするだけで治ります。

再発予防のためには、スポーツシューズに縦と横のアーチをつけたなか敷きを入れます。

## ② 第5中足骨疲労骨折

第5中足骨の基部よりやや前方に起こる疲労骨折で、別名ジョー

第3中足骨疲労骨折（行軍骨折）

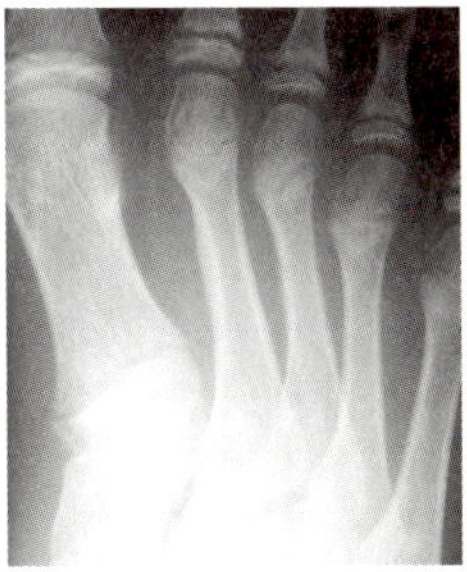

［疼痛発生後4日目］

初診時にはX線には異常なし。

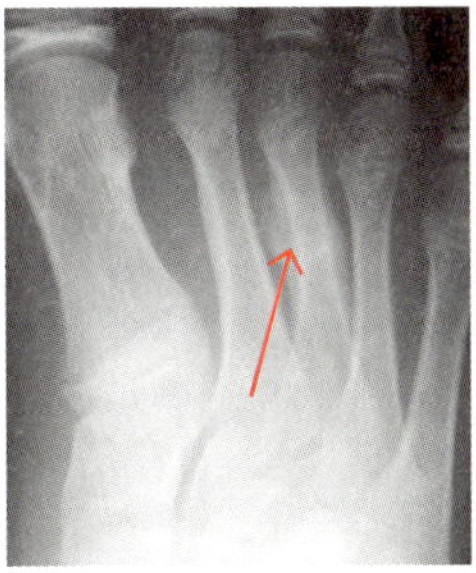

［疼痛発生後3週間目］

再診時には骨折部に新しい骨形成が認められ、スポーツ開始。

ズ骨折ともいいます。サッカー選手にもっとも多く発生し、しばしば再発を繰り返すので、手術治療を行います。手術は中足骨の後方からスクリューを入れて、そのままでサッカーなどのスポーツを再開します。

### ③ 舟状骨《しょうじょうこつ》疲労骨折

中足部の縦アーチの頂上付近にある舟状骨にも、疲労骨折が起こります。ここはちょうど眼鏡橋の頂上部にあたり、激しい運動が続くと、ストレスが集中して骨折が起こります。

この骨折は痛みが強いので、ギプス固定を行って歩行を許可します。痛みが消失し、骨の癒合が認められたら、スポーツの再開ができますが、最初の3か月間は、縦アーチを高めにつけたなか敷きをシューズに入れて運動を行います。

発生してから長い期間が経っていても、痛みが持続している場合には、手術をしてスクリューで固定してからギプスをします。

### ④ 足関節内果疲労骨折

足関節の内くるぶし（内果）にも疲労骨折が起こり、痛みで運動

**第5中足骨疲労骨折（ジョーズ骨折）**

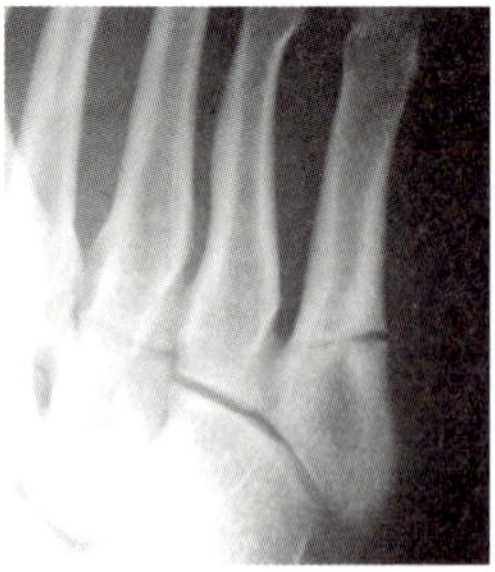

［術前］

サッカー選手に起こった疲労骨折。

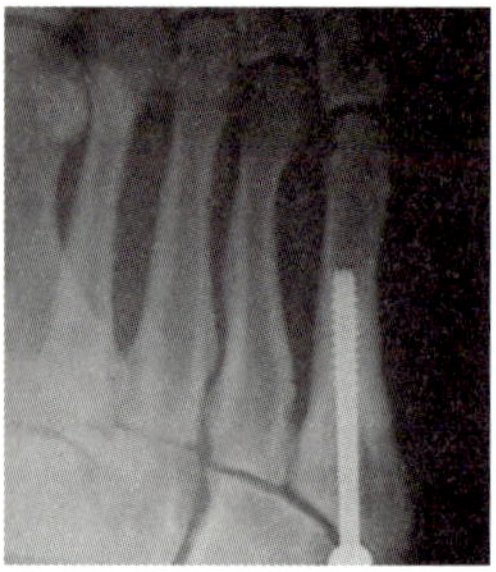

［術後］

再発を繰り返すため、スクリューで固定し、このままサッカーを行う。

が不能になります。この原因のひとつは、足関節の内側が少し上がる（内反）ように傾いていることで、この傾きがもとでストレスが内側に集中して起こります。

一般的にはギプス固定で治りますが、ギプスがとれた後には外側を上げたなか敷きをつけることで、スポーツを行うことを許可します。骨の癒合が得られない場合は、手術によりスクリュー固定を行います。

## 疲労骨折の予防法と注意点

❶ 過度のスポーツや仕事によって、外傷がなく痛む場合には、これを疑う

❷ 痛みが続く場合には、整形外科を受診する

❸ 運動を1か月前後ひかえたり、運動量を減らすと自然に痛みは消失する

❹ 再発がしばしば起こるので、運動量や仕事量を調節する

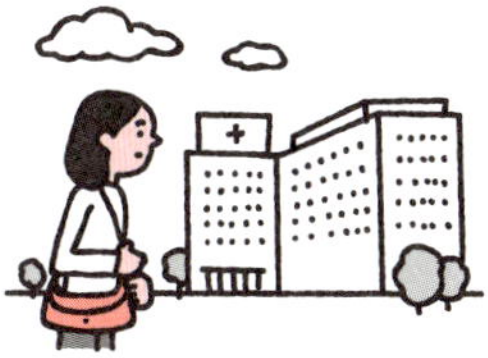

### 舟状骨疲労骨折

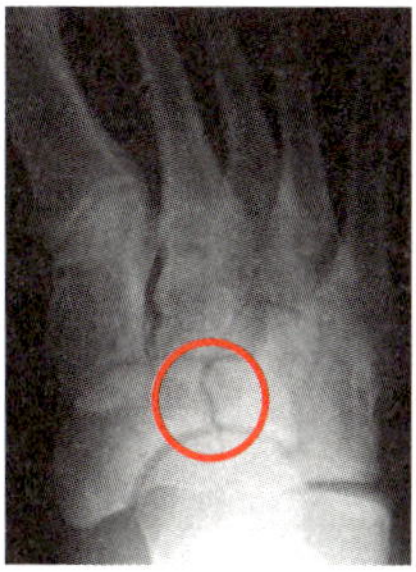

［初診時］

17歳のバスケットボール選手に起こった。

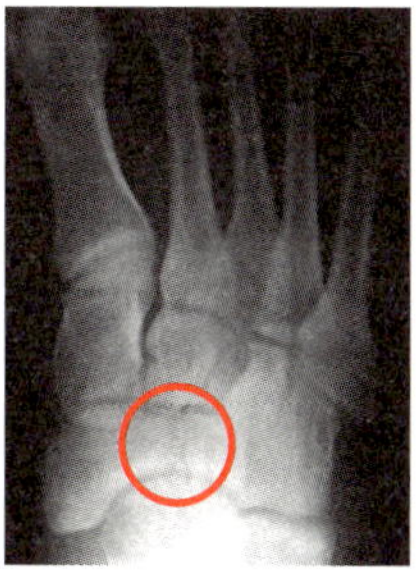

［ギプス固定3週間後］

3週間ギプス固定し、4週後にはスポーツを再開。

COLUMN

# ギプス固定後のリハビリテーション

骨折や靭帯損傷などの外傷後や各種の手術後に、ギプス固定を行った際に、スポーツや仕事に復帰できる時期について質問されます。ギプス後のリハビリテーションについてお話しします。

### 下腿の太さの差をみる

ギプス固定後の元の職場復帰や元のスポーツ復帰は、長年の経験から、下腿（ふくらはぎ）の周径差を目安に考えます。

まず、ギプス固定をした方の下腿のもっとも太いところの周径を測ります。そして、健康な側も測り、両方の下腿の周径差を出します。

一般的にギプス固定を1か月間行うと、ギプスをした方が2㎝以上、筋肉が萎縮して細くなります。

スポーツ選手の場合は、外傷の前や手術前の鍛えられた下腿が太いため、その差も大きく3㎝以上の筋肉の萎縮が起こっていることもしばしばです。

## 筋力増強訓練の基本的なメニュー

ギプス固定期間中にも足指の曲げ伸ばしの運動は必ずやります。ギプス除去後の最初の1週間は、おもに足部・足関節を上げたり下げたり（底背屈）する運動を行い、2週間後からは内・外がえし運動を加えます。3週間後からはそれに負荷を加えて、さらに強力に行い、つま先立ちも取り入れます。

どれくらい頑張って筋力増強訓練を行い、下腿周径差を短期間で回復させるかは、本人の取り組み方にかかっています。目安として左右の下腿の周径差が1.5㎝以内になり、つま先立ち（背伸び）ができれば、ジョギングを開始してもらいます。

周径差が1㎝にまで回復し、片足でのケンケンが可能になれば、元の仕事やもとのスポーツへの復帰できます。

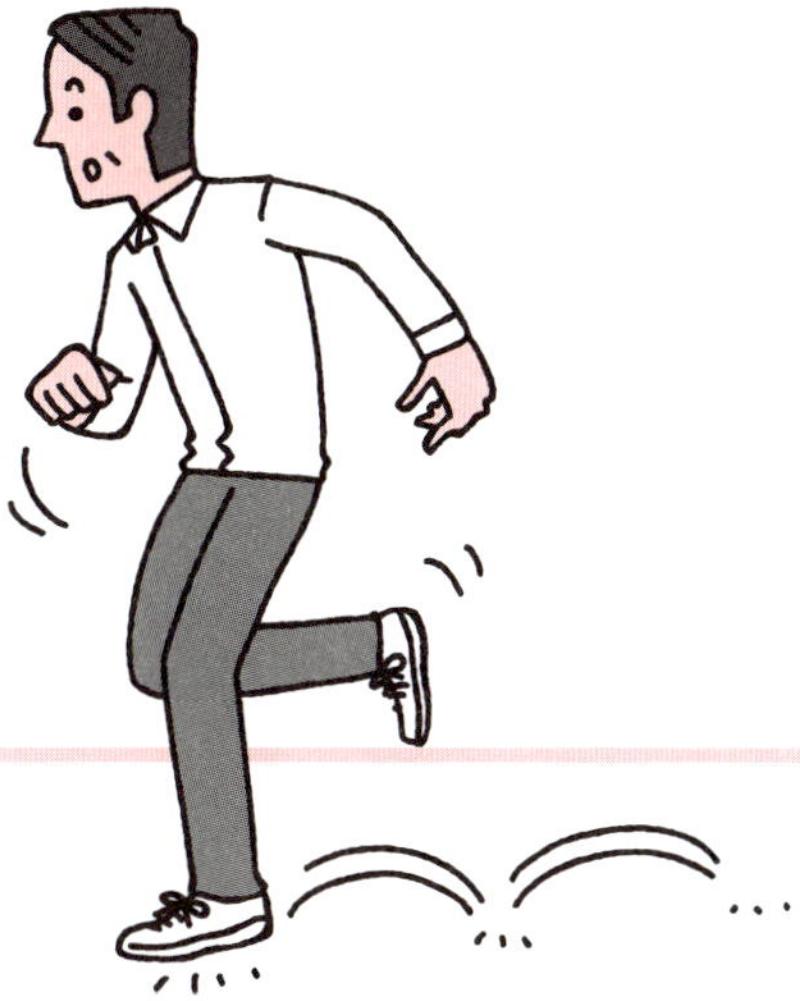

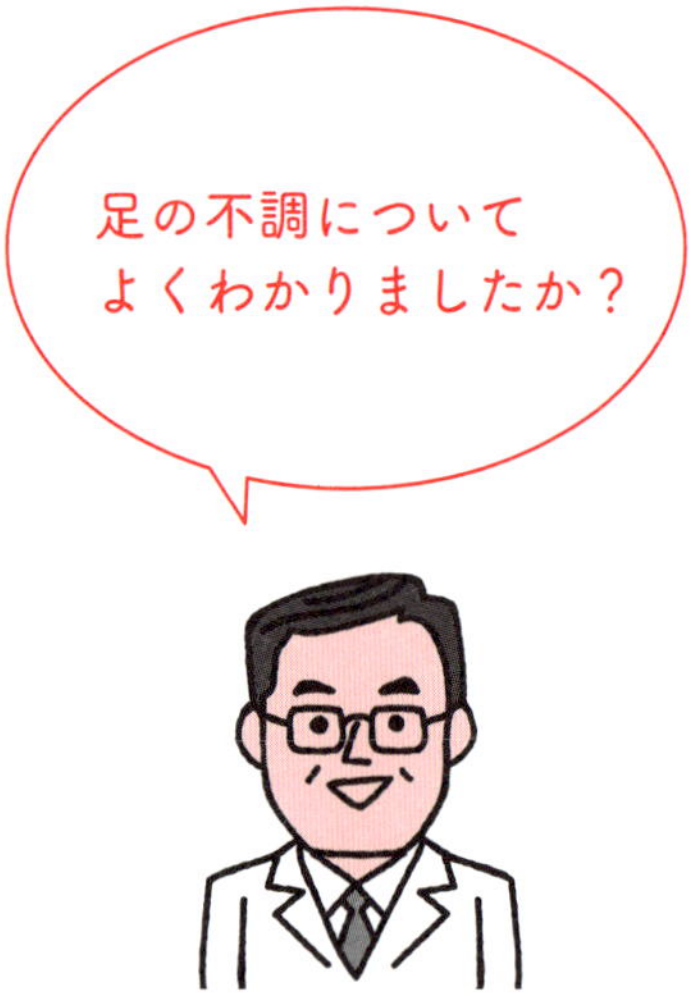
足の不調について
よくわかりましたか？

# Part 3

# 不調にあったケアと正しい足習慣

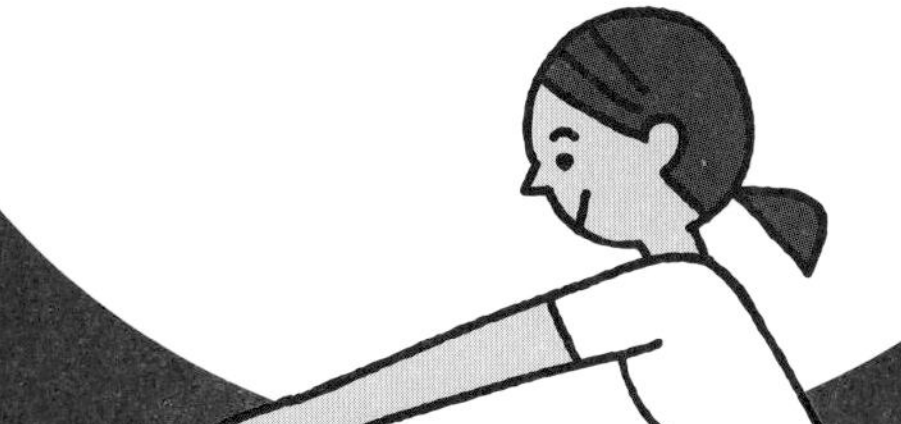

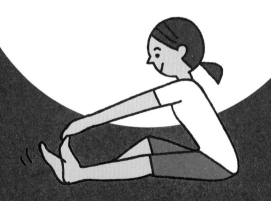

THEME

①

# 足にやさしい歩き方

足に負担をかけないために身につけたい理想的な歩き方

歩くことは日常生活のうえで、欠かすことのできない動作であり、また、体を健康に保つためにも不可欠な運動です。

交通機関が発達した現代では、歩く機会が少なくなってきています。最近、注目されているメタボリックシンドローム（内臓脂肪症候群）の代表的な疾患である、高血圧や糖尿病などの生活習慣病を予防するためにも積極的に歩きましょう。

## 正しい歩き方とは

正しい歩き方とはどのような歩き方でしょうか？　それは足や膝にあまり負担がかからずに、また長い時間、歩いていても疲れにくい歩行です。それでは、歩き方をひとつずつみていきましょう。

まず、背骨をピンと張った正しい姿勢をとります。その姿勢で、顔は正面を向いて視線は前方約30m先に置きます。

次に上半身の状態です。肩は力を抜いて、肘は少し曲げ加減で、手は軽く握り、リラックスさせます。両上肢に力が入って歩いていると、歩行後に肩こりが起こります。

最後に下半身です。膝はまっすぐ伸ばし、足はかかとから着地して足の外側に体重を移動させて、最後は前足部の足指に体重をかけて、第1趾で蹴り出します。

基本の歩き方を少しずつ身につけて、周りの景色を観賞しながら、ゆったりと歩きましょう。

## 歩幅と速度はどれくらいがよいのか

歩幅は人によってさまざまですが、普段歩いている場合には身長×0.3で身長170cmの人であれば、170×0.3＝51cmとなり、普通の歩幅は約50cmです。

体を鍛えるための運動として歩行を行う場合には早足で歩きます。その際には歩幅も大きくなるので、身長×0.5で、身長170cmの人であれば、170×0.5＝85cmが早足の歩幅です。

正しい歩き方をした際の体重移動

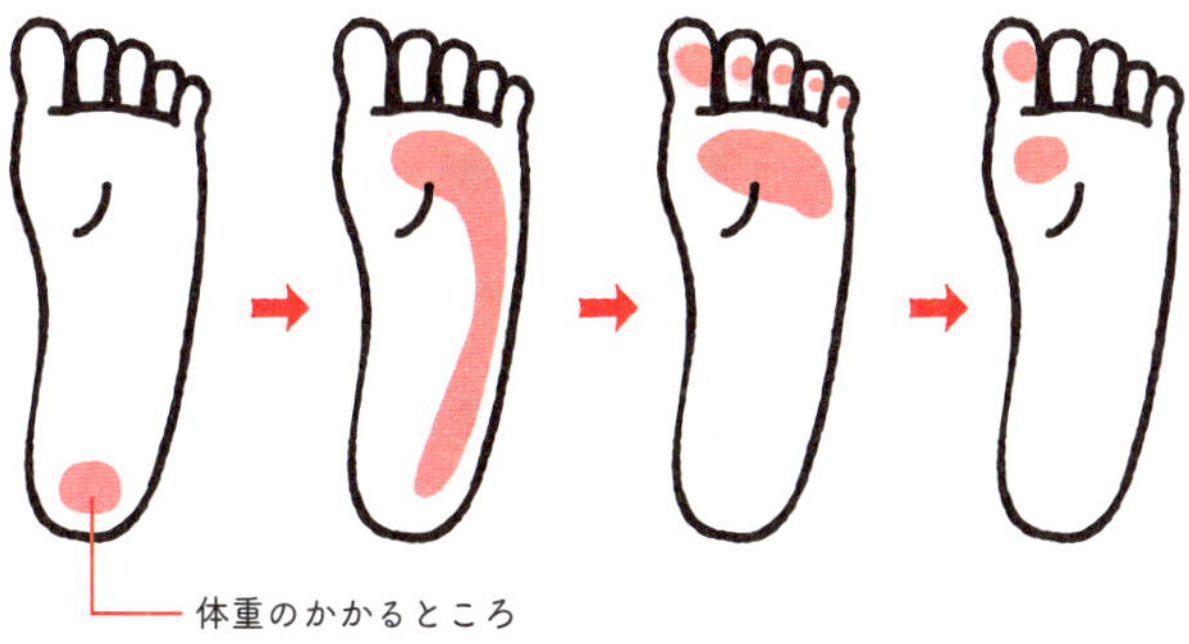


まずかかとから床につけ、足の外側に体重を移動させ、前足部から最後は第1趾で蹴り出して前に進む。

COLUMN

# 知っていますか、歩きの効果

必要に迫られての歩行のほかに、体を鍛え健康のために自分で意識して歩くようにしたいものです。歩行には多くの効果があります。どのような効果があるのかみていきましょう。

## 1 心肺機能を高める

歩行により、心臓が足などの遠く離れた筋肉に大量の血液を送り込む必要が起こります。そのために全身の血液循環がよくなり、心肺機能が高まります。

## 2 高血圧を予防する

歩行などの適度な運動は、プロスタグランジンやタウリンなどの血圧を下げる物質を分泌させて、高血圧が改善されます。

## 3 骨粗鬆症を予防する

骨粗鬆症の予防にはカルシウムの含まれた食事、歩行を中心とする運動と適度な日光浴が大切です。直接に日焼けをする必要はありませんが、屋外で手足を日光に当てて歩行しましょう。

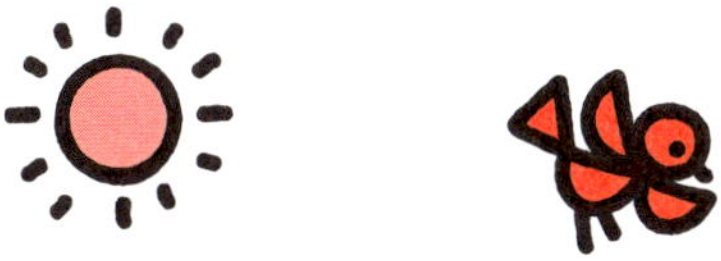

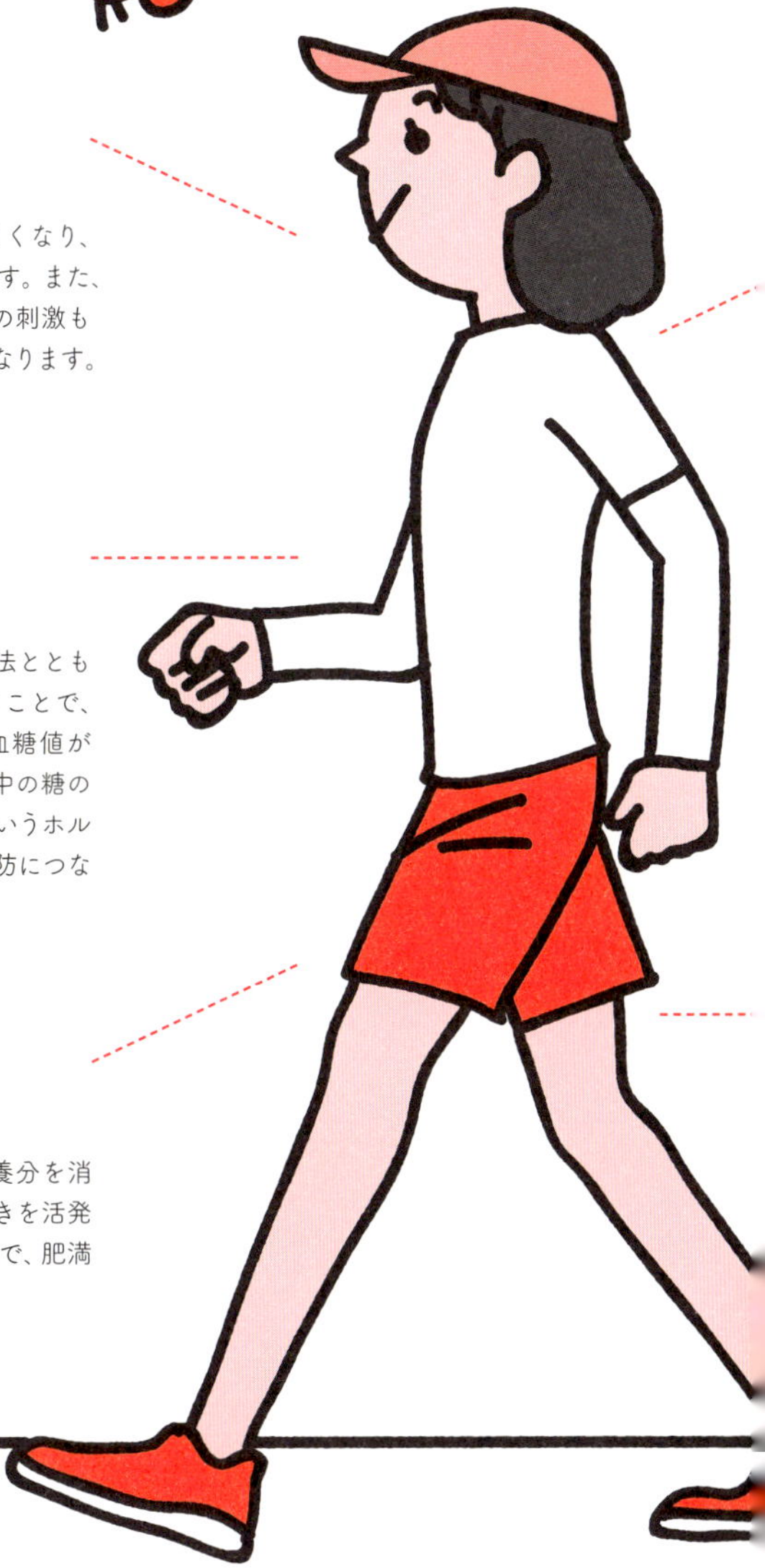

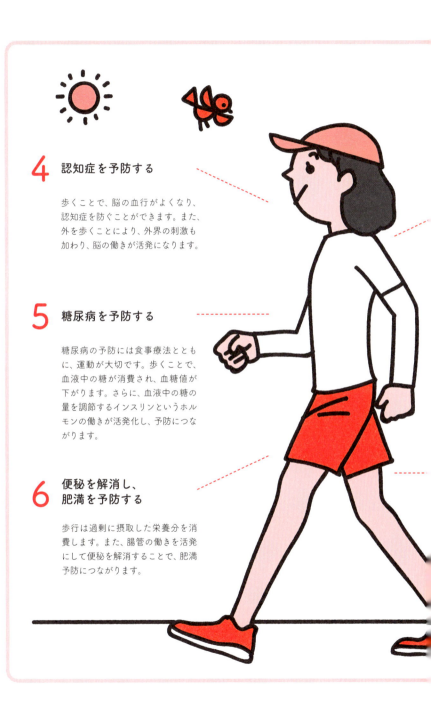

## 4 認知症を予防する

歩くことで、脳の血行がよくなり、認知症を防ぐことができます。また、外を歩くことにより、外界の刺激も加わり、脳の働きが活発になります。

## 5 糖尿病を予防する

糖尿病の予防には食事療法とともに、運動が大切です。歩くことで、血液中の糖が消費され、血糖値が下がります。さらに、血液中の糖の量を調節するインスリンというホルモンの働きが活発化し、予防につながります。

## 6 便秘を解消し、肥満を予防する

歩行は過剰に摂取した栄養分を消費します。また、腸管の働きを活発にして便秘を解消することで、肥満予防につながります。

THEME

# ② 上手な靴の選び方

足に合う靴を
正しく選べば
トラブルの予防に
つながります

起床時から寝るまで靴を履き、その歴史も非常に長い欧米人に比べて、日本人は靴の選び方や利用の仕方などが上手であるとは、決していえません。多くの場合、気に入ったデザインから、自分で長年思い込んでいるサイズだけをバタバタと試し履きして買っています。

足に合わない靴を履いていると、外反母趾をはじめ扁平足、内反小趾、槌趾《つちゆび》、タコや魚の目、陥入爪《かんにゅうそう》などのトラブルを招いてしまいます。しかも、日本人は1度買った靴は、多少合わなくても、「もったいない」と我慢して履いてしまう傾向があります。

足の健康は靴によって大いに左右されます。長距離を歩いても疲れず、身体の一部のように感じられる理想の靴を探すポイントを紹介しましょう。

## 1

### 靴は夕方に選ぶ

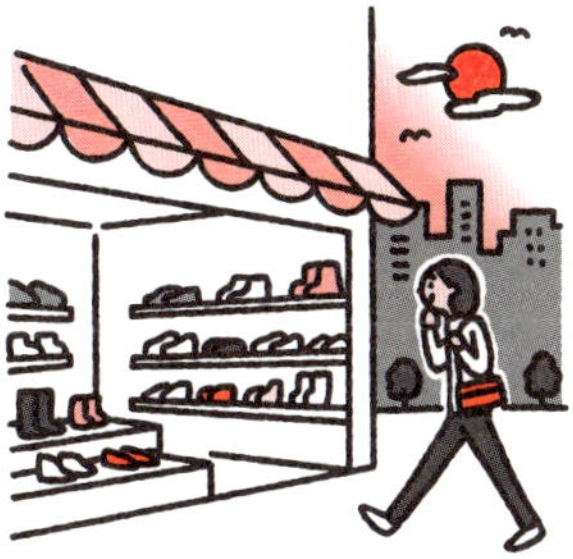

朝には無理なく履くことができた靴でも、夕方になると大変きつくなり、早く靴を脱ぎたくなることがあります。これは朝のうちはスラッとしていた足が、夕方になるとむくんできつくなるからです。とくに立ち仕事に従事している場合や、高齢の方は午後から夕方にかけて、むくみがひどくなります。

むくんだ足にもぴったりとフィットする靴を選ぶためには、夕方が適しています。

## 2

### 種々のサイズを試してみる

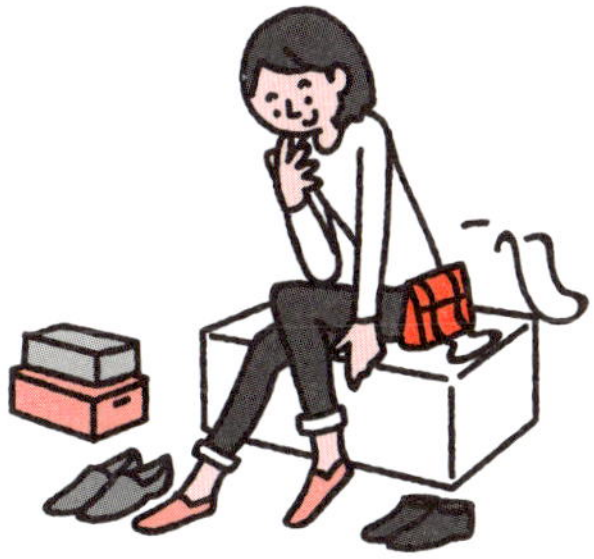

自分のサイズを決め込んで、それ以外のサイズを試さない人がいます。しかし靴のサイズはメーカーによっても多少異なりますし、その日の足の状態にもよります。自分のサイズの前後のサイズも試すことが大切です。

## 3
### 両足で履いて歩いてみる

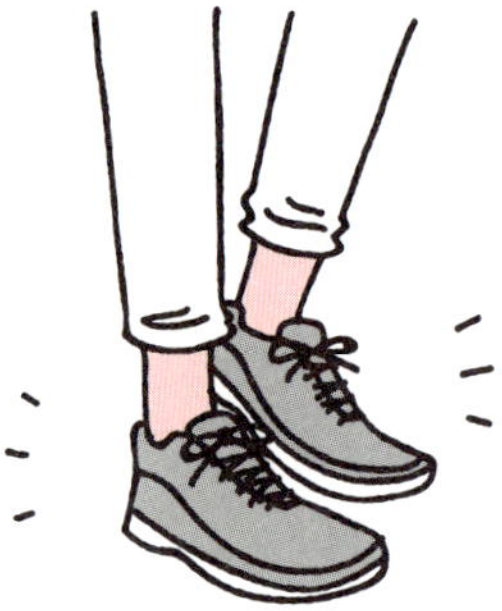

左右の足の足長や足囲は、誰でも多少は異なっています。したがって、必ず両足で履いてみて、大きな方に合わせて選びます。

また、両足に履いて周囲を少し歩いて、履き心地をじっくり試してみます。

## 4
### つま先に余裕のあるものを選ぶ

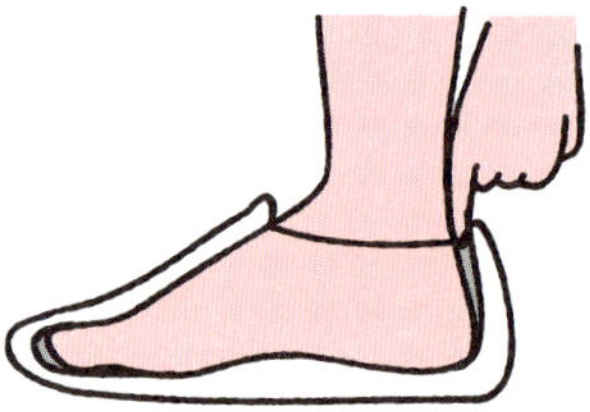

つま先に余裕がなく、ぴったりしていると、歩行により親指や小指は圧迫されて、外反母趾や内反小趾になります。つま先に1～1.5cm程度の余裕のある靴を選びましょう。

その目安は、靴を履いて、靴の先にできるだけ足を詰めた場合に、かかとの部分と靴のうしろとの間に、手の小指が入る程度がちょうどよい余裕です。

# 5

## 足囲（幅）は ぴったりしたものを選ぶ

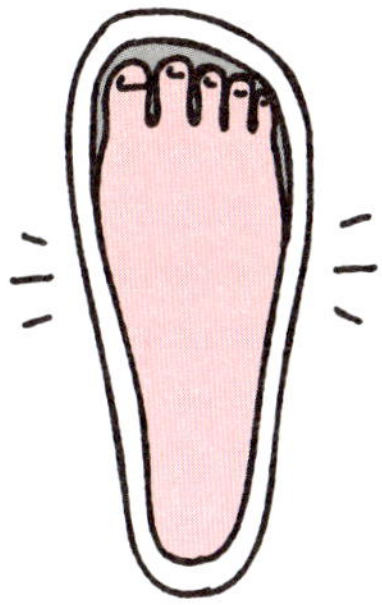

　足の健康を守るためには、足長だけでなく、足囲（幅）もぴったり合ったものを選ぶことも重要なポイントです。足囲部がゆるくて足が靴の中で前後に移動すると、靴の先端で圧迫されて、必ず外反母趾や内反小趾を起こし、また増悪させることがあります。

　少し外反母趾傾向がある場合には、足囲がぴったりしていると痛むために、どうしてもゆったりしたものを選ぶ傾向があります。すると、靴の中で足が前方に移動して第1趾が靴で圧迫されて、変形がさらに強くなります。

　外反母趾を予防するためには、少し痛んでも足囲がぴったりとフィットしたものを選ぶことが大切です。ひも靴では、ひもをしっかりとしめて、足が靴の中で前後しないようにします。

　靴には同じ足長の靴でも、男性はAからGまで、女性はAからFまでの足囲の異なったものがつくられ、靴の専門店などで販売されています。

　よく知られているのがEサイズで、同じEでもEからEEEE（4E）まであり、Eが多くなればなるほど足囲が広くなります。足長だけでなく、足囲も自分に合った靴を探すことが重要です。

## 6

## アーチのついたものを選ぶ

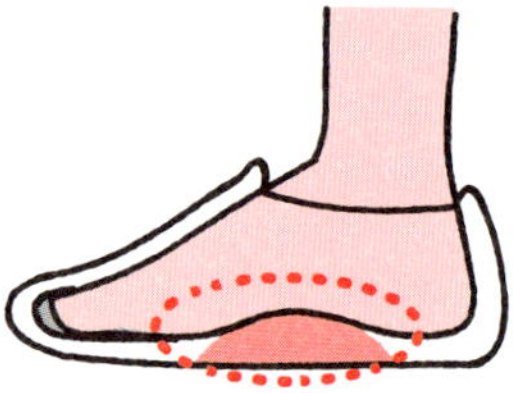

最近、足の縦アーチを補強する、アーチのついた靴が、よく市販されるようになりました。この靴の中につけられたアーチが自分によく合っていれば、長く歩いても大変楽です。

しかし、このアーチは万人用につくられていても、誰にでも合うわけではありません。その位置が十分に合っているかどうかを確かめましょう。

## 7

## かかとを包み込むようなものを選ぶ

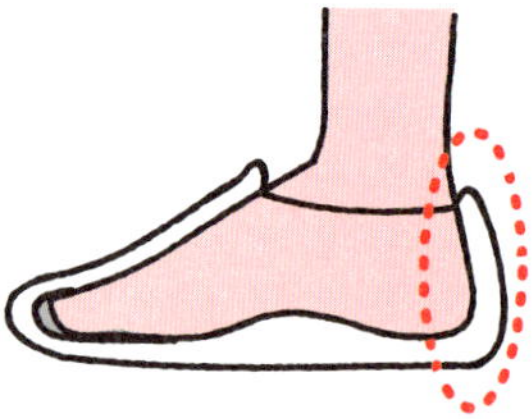

かかとの部分は後縁が皮膚にくい込むことなく、緩やかなカーブを描いて、包み込むようなものが適しています。歩行の際に第1趾で蹴り出す時、かかとが脱げてはずれ、着地によって再び元に戻るような靴はよくありません。

地面を蹴り出す際に、靴が自然にかかとを含めた足についてくるものを選びましょう。

# 8
## 靴底はかたすぎず やわらかすぎないものに

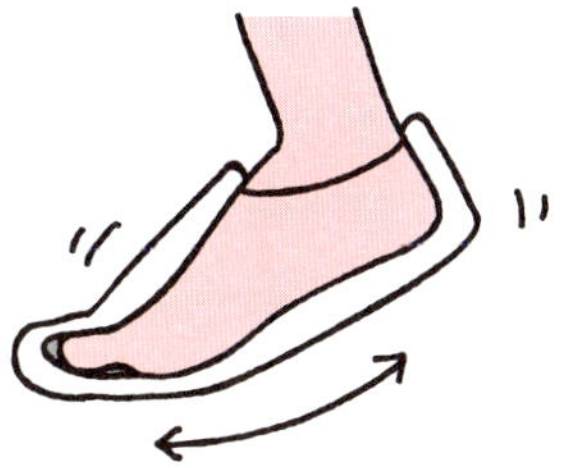

靴底がかたすぎると、地面を蹴り出す時に、土踏まずがしなることができず、自然な体重移動が妨げられて、疲れやすくなります。

反対にやわらか過ぎると、土踏まずの縦アーチを支えきれなくなって、扁平足や外反母趾などの変形を助長します。つまり、靴底はかたすぎずやわらかすぎないものを選ぶことが大切になります。

ちなみに、靴底全体が厚い厚底靴は、蹴り出しができないため疲れやすい靴です。

THEME

③

# 靴の減り方と起こりやすい疾患

靴を見れば
起こりやすい
トラブルが
わかります

## 靴の減り方でわかる足の変形や疾患

靴の減り方は、前方が減る「先減り」、後方が減る「後減り」、さらには内外側が減る「内減り」と「外減り」にわかれます。その減り方で歩き方のクセや足の変形、疾患を知る目安になります。普段履いている靴のかかとはどのようになっていますか？ どこかが極端に減っていたり、左右で差はあったりしていませんか？ それぞれの減り方、歩き方のクセ、起こりやすい疾患についてみていきましょう。

## 1

### 理想的な減り方

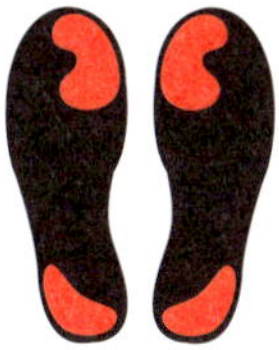

歩行時の理想的な体重の移動は、かかとから着地して、足の外側からつま先に向かって体重が移動して、最後に親指で蹴り出す動きです。そのため、かかとの外側と親指の周辺が減るのがよい減り方といえます。

しかし、もっとも理想的な減り方は、全体が均等に減ることです。

理想的な体重移動

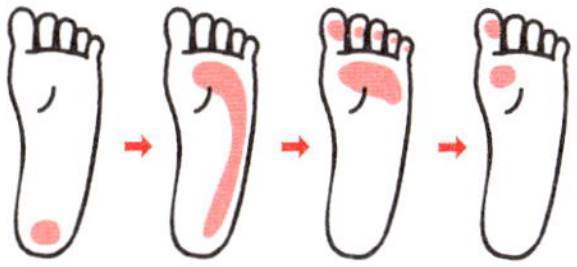

## 2

### 先減り

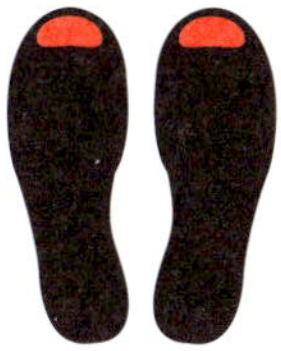

靴の前方が減るのは、足がよく上がらずに、すり足で歩行している場合です。

これは高齢者に多く、自分では足を上げて歩いていると思っているのですが、実際には上がっていないので、先がよく減ります。そのため、先減りの多い高齢者は、物によくつまずいて転倒するのです。

そこで、先減りがある人は、できるだけ膝を高く上げて歩行するように注意することが大切です。

## 3

### 後減り

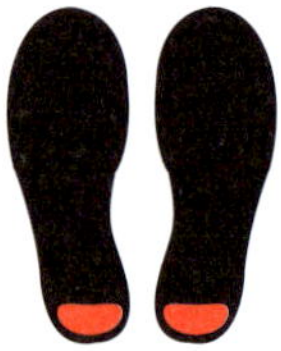

靴の後ろばかりが減る人は、腰に異状があって、足の前の部分に力が入らない場合が多くみられます。

このタイプの場合、かかとだけで歩行するために、靴の後方が短期間にすり減ります。時にはかかとの負荷がかかるところにタコができる場合もあります。その時には、整形外科で腰を調べてもらう必要があります。

また、若い人がきっちりと靴を履かずに、靴の後縁を踏みつけて歩行する場合にも、後減りがみられます。

## 4

### 外減り

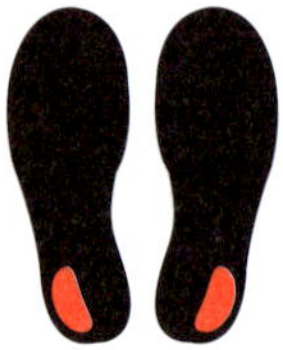

かかとの外側だけが大きく減るのは、中年以降の男性に圧倒的に多く認められます。

これは、足のつま先を外に向けて歩く「外輪《そとわ》」歩行、すなわち、足を広げて威張ったような姿勢で歩くため靴の外側が減るのです。

また、日本人に多い内反膝（O脚）変形がある場合、同じく変形性足関節症（P74 参照）の内反型の場合にも、外側が減ります。

変形性膝関節症や変形性足関節症の内反型の場合に、外側が減った靴を履き続けると、さらに変形を悪くして、痛みが出てきます。そのため、まめに靴を買い換えるか、靴の底の外側を補強してもらうことも重要です。

# 5

## 内減り

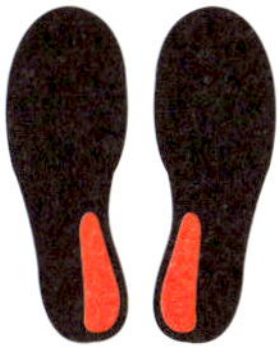

内側が減るのは、扁平足変形の場合に起こります。

縦アーチが崩れて、足の内側全体が床につくようになると、靴の内側が減ります。

思春期の場合、中学生になって運動部に所属して運動量が急に増えてくると、縦アーチに負担がかかり、練習や試合後に足底や下腿の外側が痛むことがあります。靴の減り方に注意してください。この場合は、縦アーチをつけて内側を少し上げたなか敷きが有効です。

中高生でスポーツシューズの内側が減る場合には、根本的には扁平足変形があります。そのため、運動量が増えてくると、下腿を含めた各種の疲労骨折（P108参照）や足底腱膜炎（P64参照）などが起こり、最高の記録やプレーができなくなることがあります。

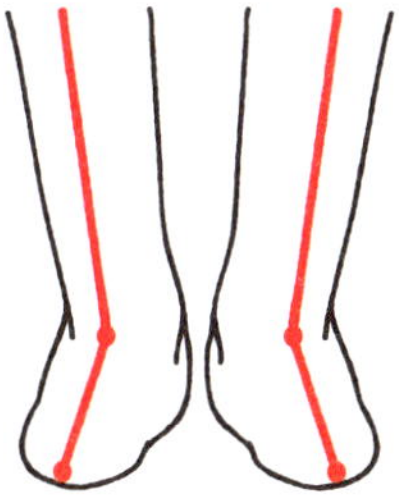

外反扁平足の場合、靴の内側が減る。

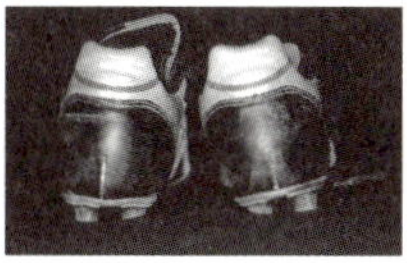

# 足の成長と靴選び

どんどん大きくなる子どもの足。どのような点に注意して靴を新調するとよいのかをまとめてみました。お子さんやお孫さんの靴を買う時に参考にしてください。

COLUMN

## 足の成長と靴

日本人の足は男子で15歳まで、女子で11歳頃まで足長が毎年１㎝前後ずつ大きくなります。その後も成長停止期まで少しずつ大きくなります。

足囲も足長が大きくなるにつれて、毎年0.7㎝前後ずつ太くなります。足囲とは親指のつけ根から小指のつけ根までの、足の周囲を一周した長さです。足長は指の先からかかとまでの足の長さです。

おもしろいことに、子どもの足は男子で8歳まで、女子で6歳まで

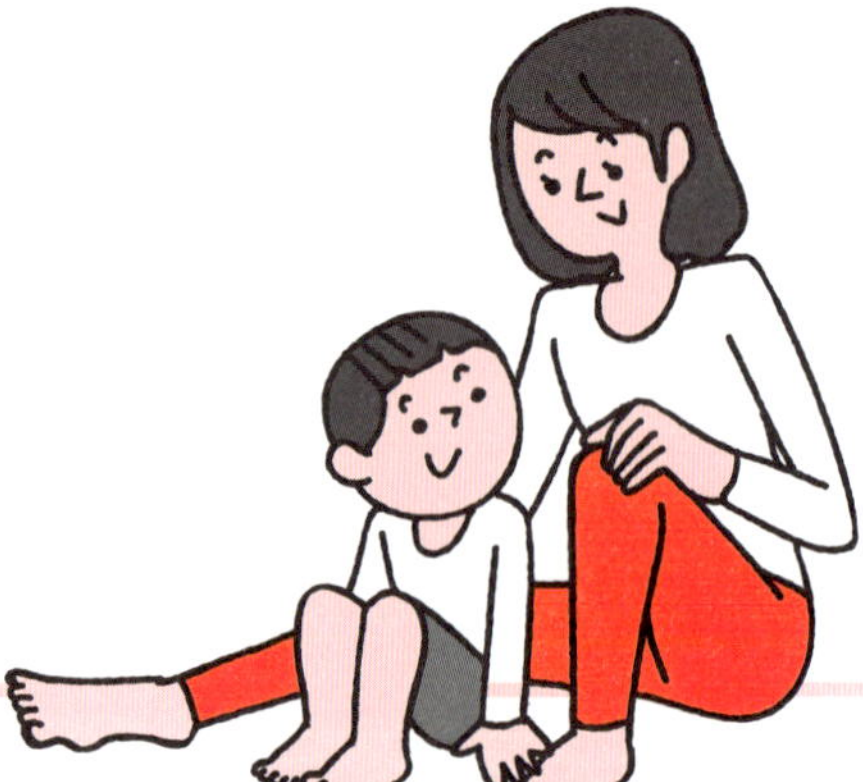

は、足囲が足長を上回っています。すなわち、小児の足は横幅の大きいふっくらと丸みを帯びた形をしています。それ以後は足長が急速に長くなり、大人の足に近づいていきます。

子どもは靴を履いている時も運動や行動は激しく、靴が破れたり破損したりすることも多々あります。また、足の成長が極めて急速ですので、まめに靴をチェックすることが大切です。そして、成長に合わせて新調する必要があります。

### 足の計測法（足長と足囲）

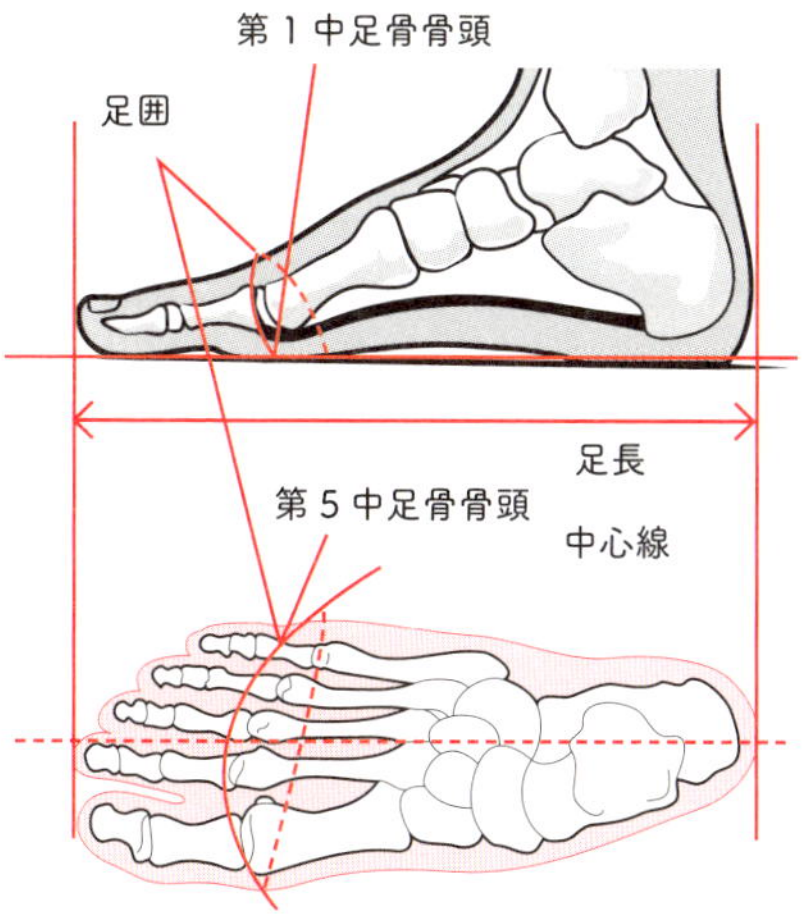


足長の計測は、子どもを立たせて、人さし指の先端とかかとの後端に印をつけて測る。
足囲の計測は、親指のつけ根と小指のつけ根のとび出し部分を目安に全周囲を測る。

THEME

④

# 寝る前5分の足のチェック

毎日のチェックがいつでも元気な足をつくります

## 1日の終わりの足の手入れ、痛みや疲れをとる方法

夕方や夜になると、足から下腿にかけて、昼間の疲れが痛みやだるさになって出てきます。靴や靴下を脱いだら、その日の足の疲れをとり、痛みなどが起きている場所がないかどうか、足全体を調べてケアすることが大切です。

足は手と同様に左右両方ありますから、左と右を比較することができます。

また、胴体や股・膝関節にくらべて、皮膚のすぐ下の組織が非常に少ないため、関節や筋肉、腱、靭帯などの深部の組織を容易に触れることもできます。

毎日、次のようなことを入浴後や就寝前に短時間で調べ、足をいたわりましょう。

## 1日の終わりの足のチェック表

- □ 赤くなっているところがないか？
- □ 腫れているところがないか？
- □ 押さえると痛むところがないか？
- □ 指を広げて指間に異常がないか？
- □ 足全体を動かしてみて痛むところはないか？
- □ 曲がったり変形しているところはないか？
- □ 左右をくらべて差がないか？

★これらを左右で比較して点検してみると、痛んだり疲れたりしている、
悪いところがかんたんにわかります。

THEME

# ⑤ 1日の足の疲れをとる簡単ケア

マッサージとストレッチでその日の疲れをとりのぞきます

## ふくらはぎをほぐす

立ち仕事などを長時間していると、ふくらはぎから足の先まで、全体にむくんでいることがよくあります。ここではマッサージやストレッチでふくらはぎの疲れをとる方法を紹介します。

### ふくらはぎのストレッチ①

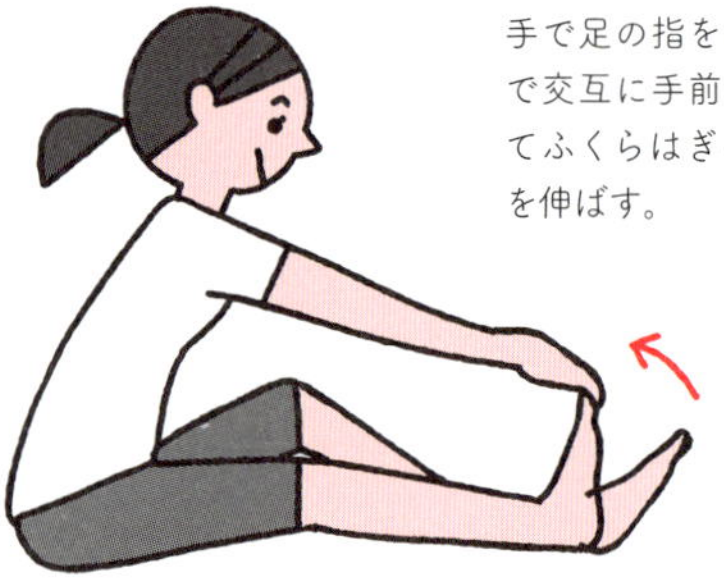

膝を伸ばして座り、手で足の指をつかんで交互に手前に引いてふくらはぎの筋肉を伸ばす。

**効果**

足の指をつかんで手前に引くと、足の巻き上げ機現象が効果的に働き、アーチも高めてくれる。

# ふくらはぎのストレッチ②

## 腓腹筋《ひふくきん》を伸ばす

膝を伸ばしたまま、足底を床に着けて体を前傾し、30秒間キープする。これを3回行う。

30秒間キープ
×
3回

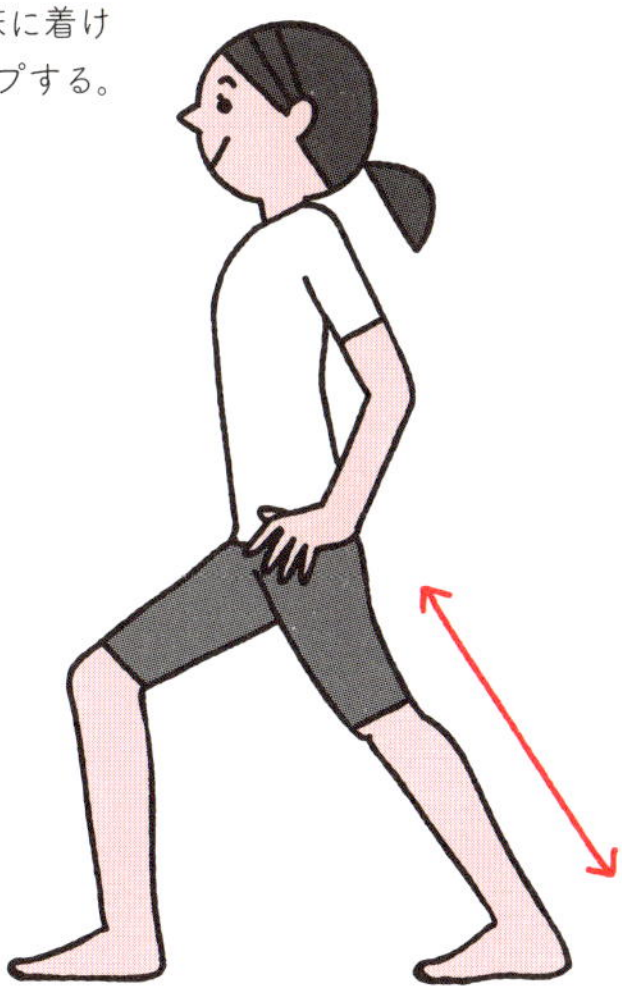

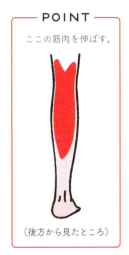

POINT

ここの筋肉を伸ばす。

（後方から見たところ）

## ヒラメ筋を伸ばす

膝を曲げたまま、足底を床に着けて体を前傾し、30秒間キープする。これを3回行う。

30秒間キープ
×
3回

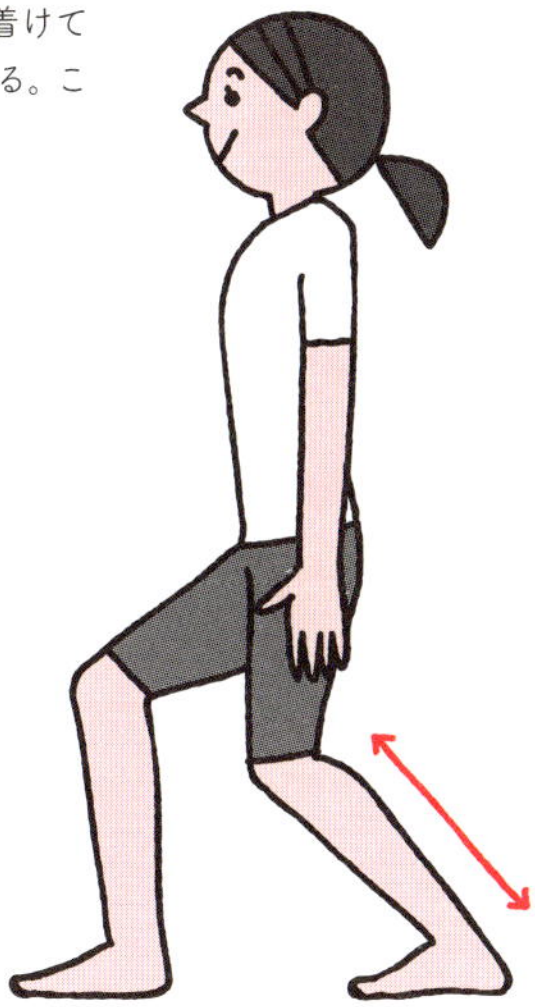

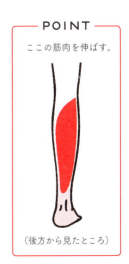

POINT

ここの筋肉を伸ばす。

（後方から見たところ）

## ふくらはぎをもむ

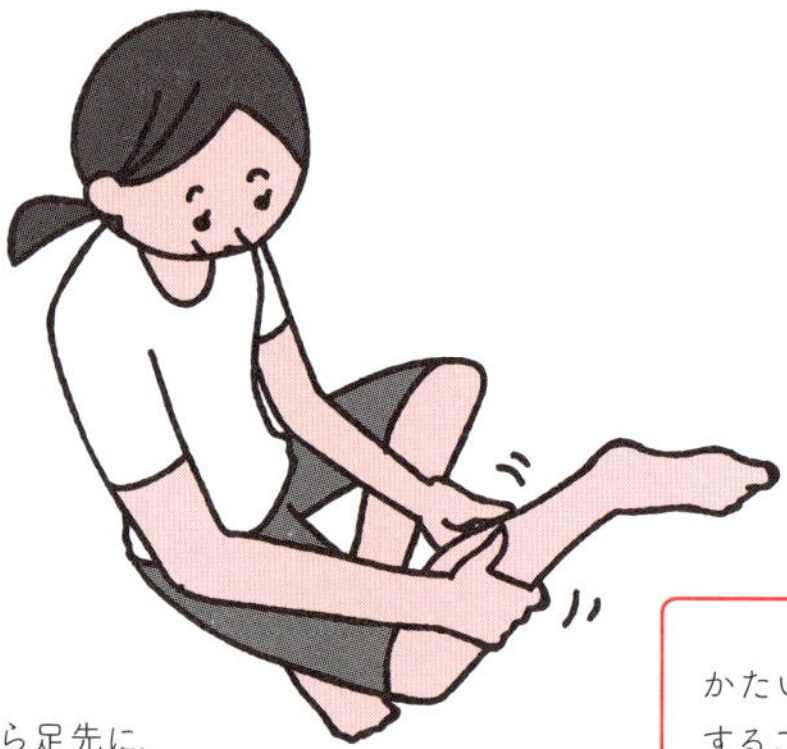

ふくらはぎを両手で膝から足先に、足先から膝に向かってもみほぐしながらマッサージを行って、血行やリンパの流れをよくする。

**POINT**

かたいところをやわらかくすることを意識して、水を押し流すような感じでもむ。とくにかたいところはじっくり、3〜5分程度もむ。

## ふくらはぎをさする

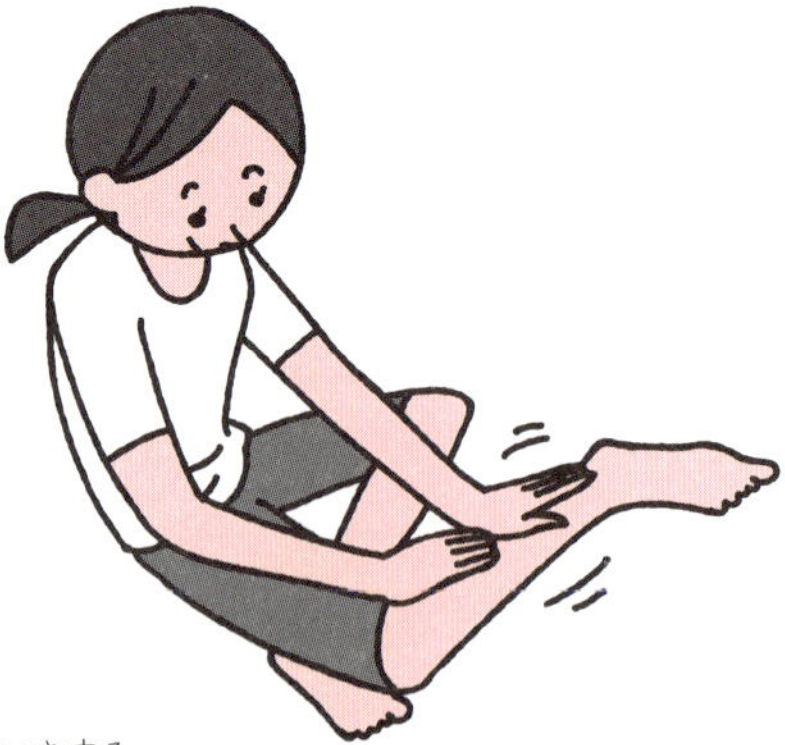

足先から膝に向けて3分くらいさする。

## 脚を上げる

5〜10分

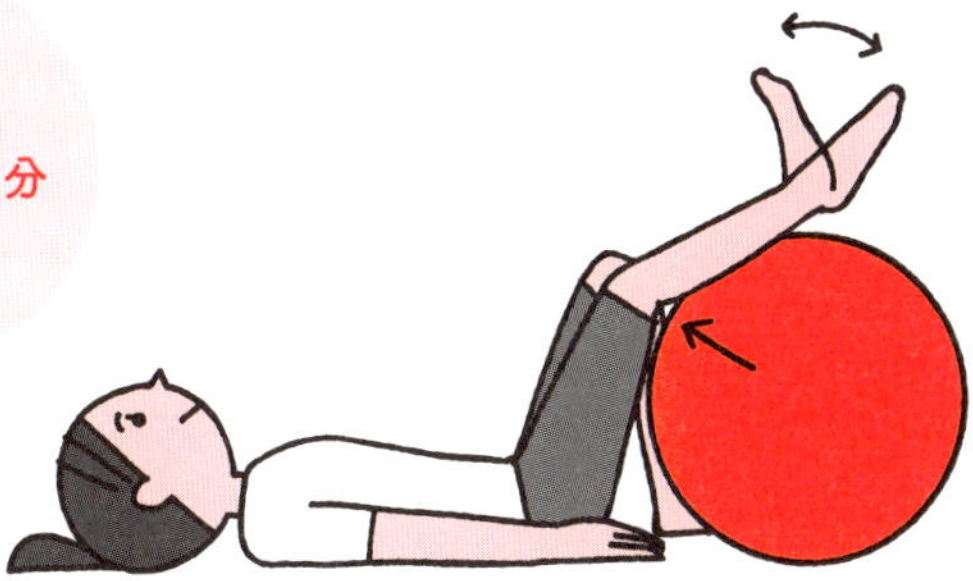

膝の後ろ（矢印）を圧迫しないように台の上に足を上げる。上げたまま足首を曲げたり、伸ばしたりする。

## ぶらぶら体操

30秒間
×
3回ほど

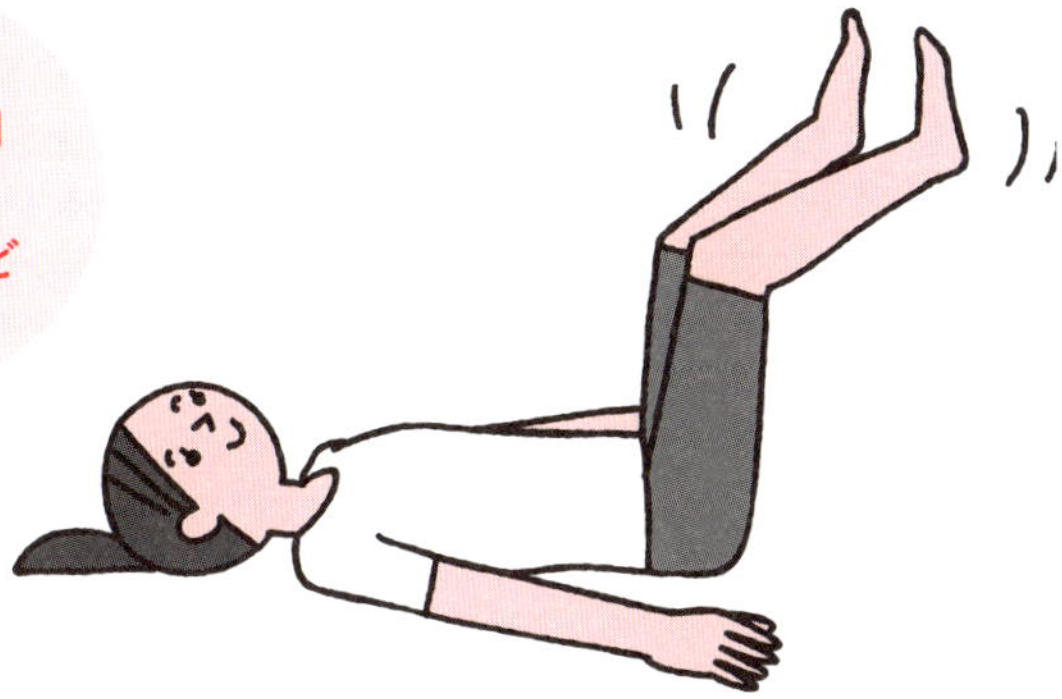

仰向けになり、下肢全体を上げて「ぶらぶら」させる。

# 足の マッサージ

足のマッサージは神経と血管の走行に沿って、指で押しながら行います。内くるぶしから始まる一連のマッサージの流れを紹介します。

## 内くるぶしから足裏指圧

### 1

足関節の内くるぶしの後方から始めて、足の裏に行く。足底ではまず内側をマッサージする。

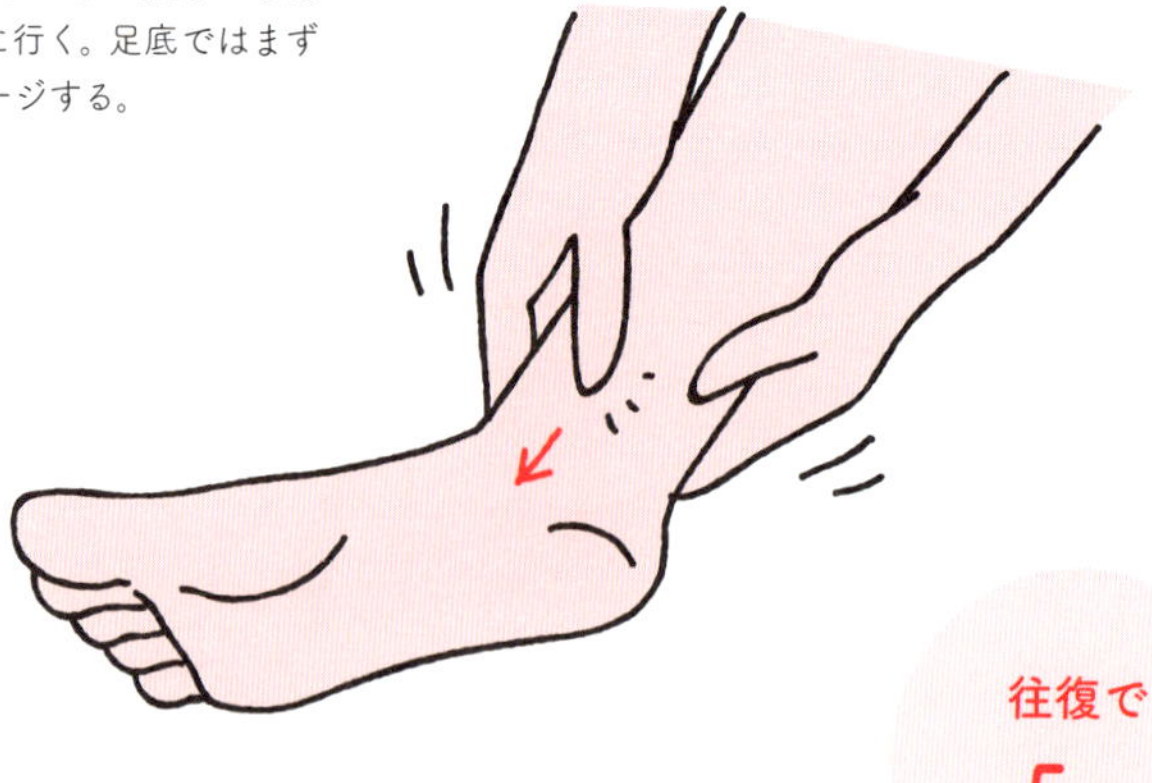

往復で
5回

## 2

足底に行ったら、内側と外側にわけてマッサージする。

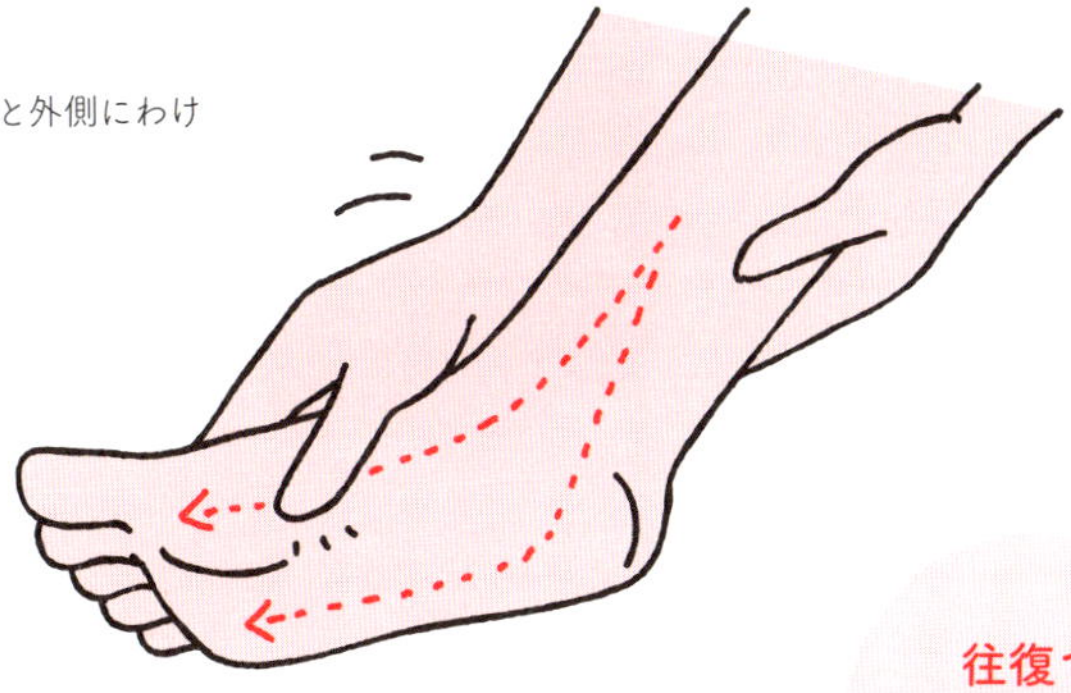

往復で
5回

## 3

2の図の位置までマッサージをしたら、これまでとは反対方向にマッサージをしながら、最初の内くるぶし後方まで戻る。

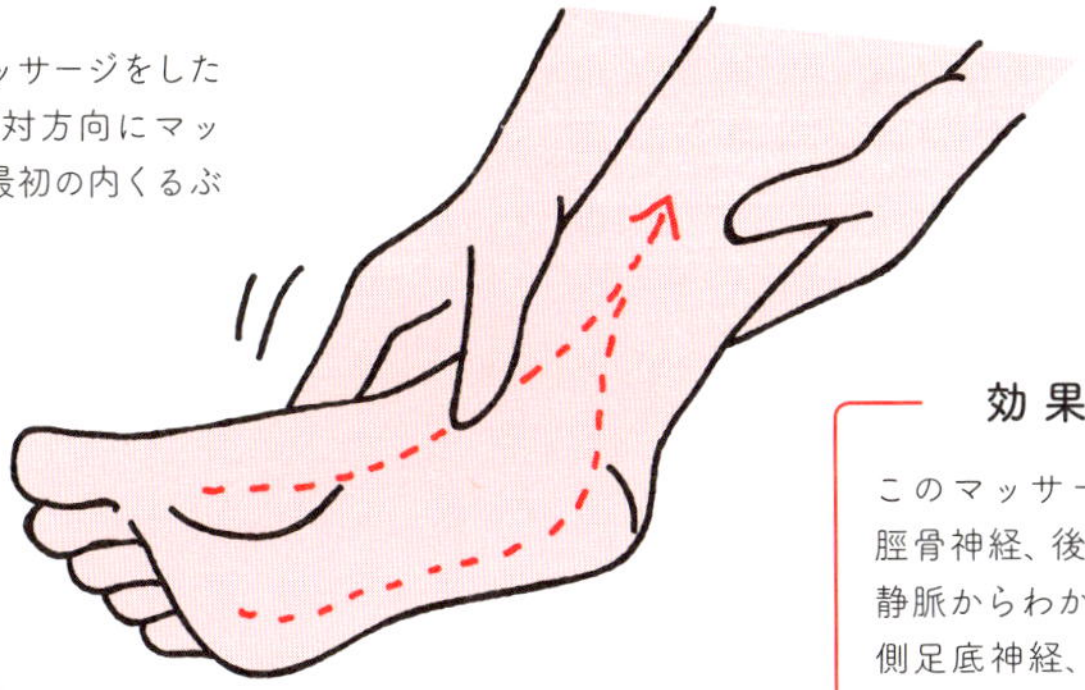

往復で
5回

**効果**

このマッサージは、脛骨神経、後脛骨動静脈からわかれた内側足底神経、および動静脈と、外側足底神経および動静脈の走行に沿って指圧を行う方法で、血行やリンパの流れをよくする。

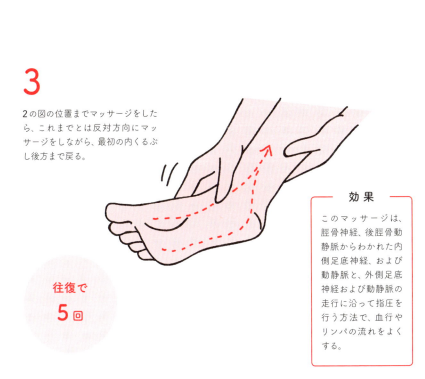

# 足の ストレッチ

足全体のストレッチ方法を紹介します。足全体のストレッチになる一連の動きのものと、それぞれの筋肉をほぐすものとを紹介します。足のようすに合わせて、1日の終わりに必要なストレッチを行いましょう。

## 全体をほぐす一連のストレッチ

1

立って、かかとを上げてつま先立ちを10回繰り返す。

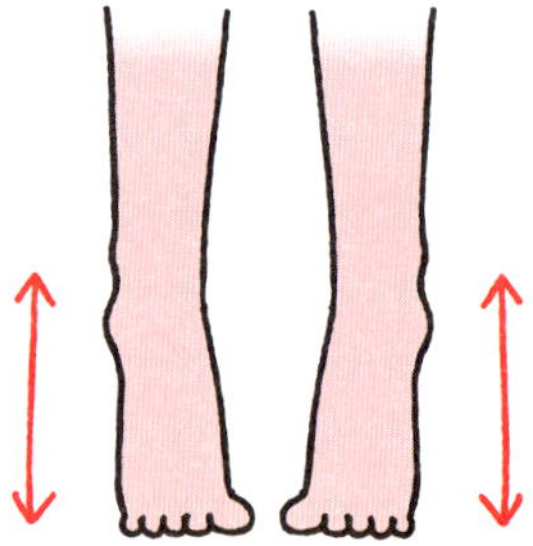

2

次に膝を伸ばして座り、両手で足の指をつかんで、ふくらはぎの筋肉を伸ばす。

※届かない人は膝を曲げて行いましょう。

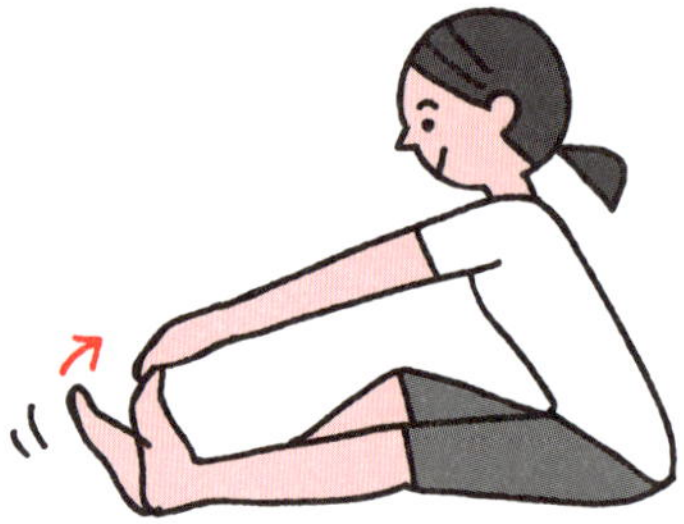

## 3

座ったまま力を入れて足を上げたり（背屈）下げたり（底屈）の自動運動をする。

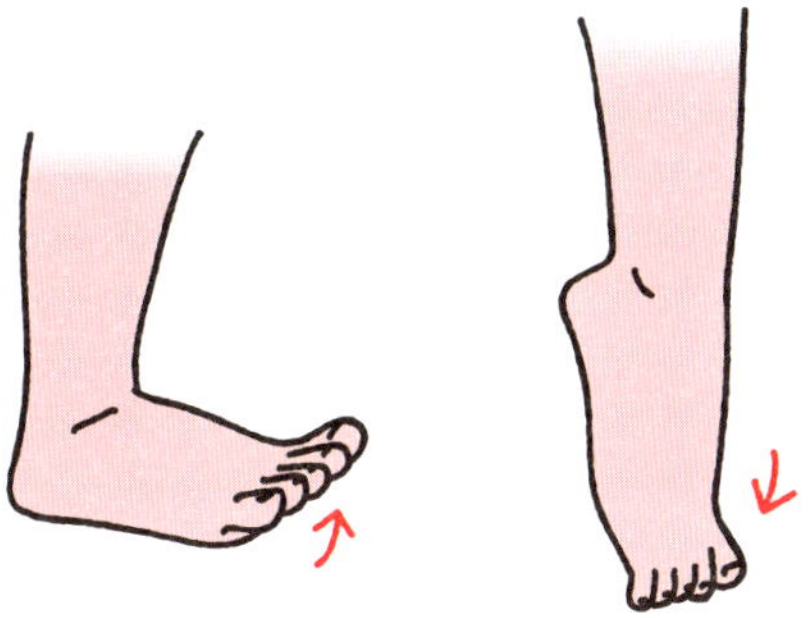

## 4

手を添えて同様の運動（他動運動）をさらに強く行う。

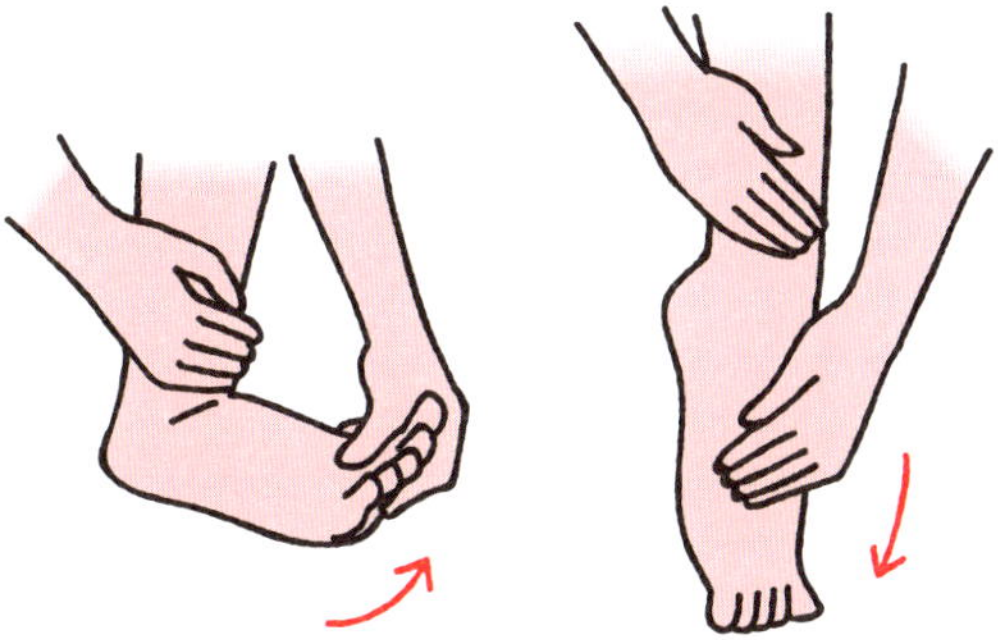

## 5

内がえしと外がえしの自動運動を行う（P34参照）。

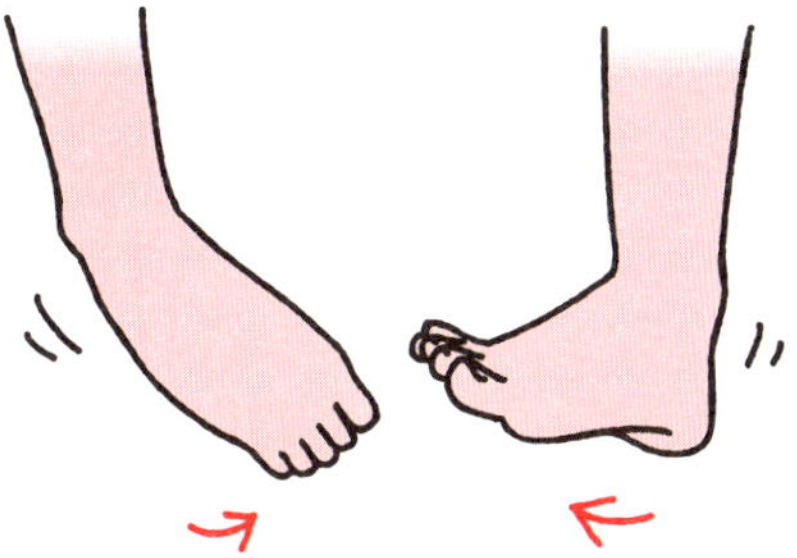

## 6

手を添えて内・外がえしの他動運動を行う。

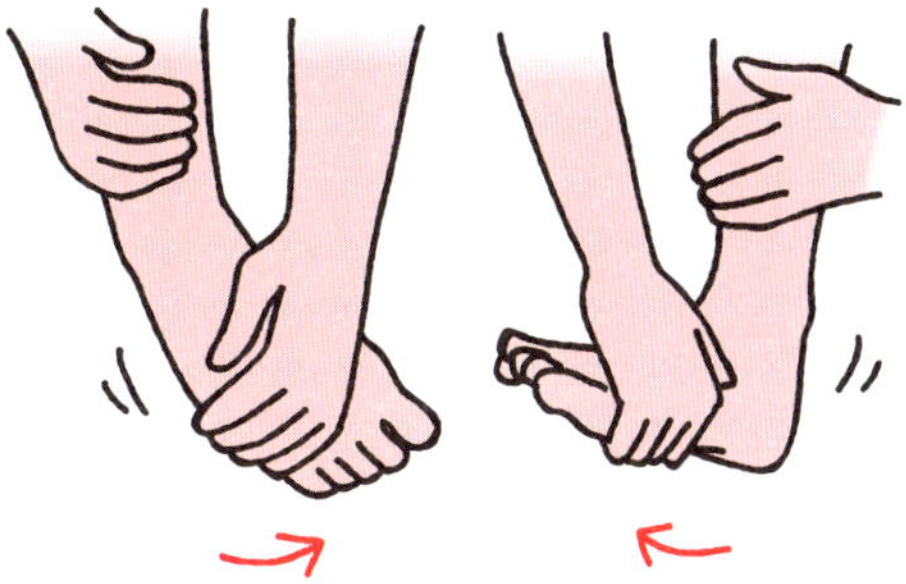

## 7

足指を手でつかんで背屈したり、底屈したりを繰り返す。

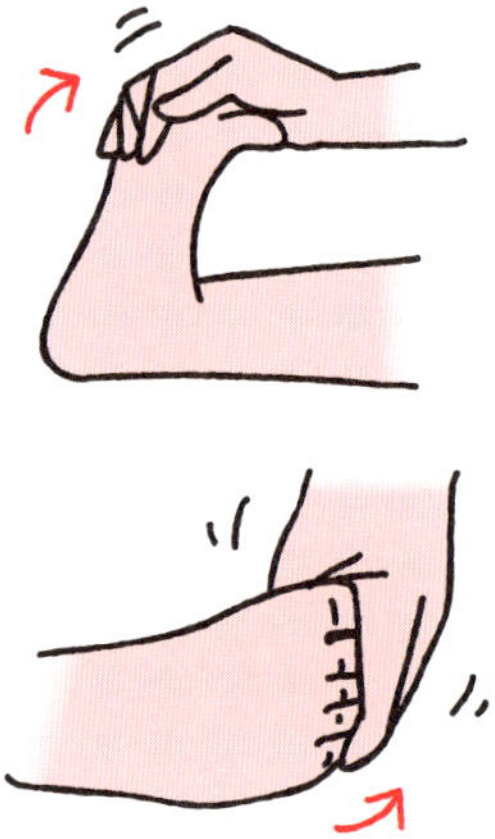

効果

このストレッチで、足の縦アーチを強化することができる。

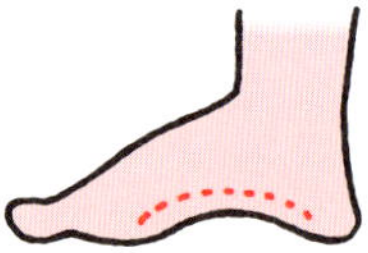

## 8

足指をそれぞれ1本ずつ、手で曲げたり伸ばしたりする。

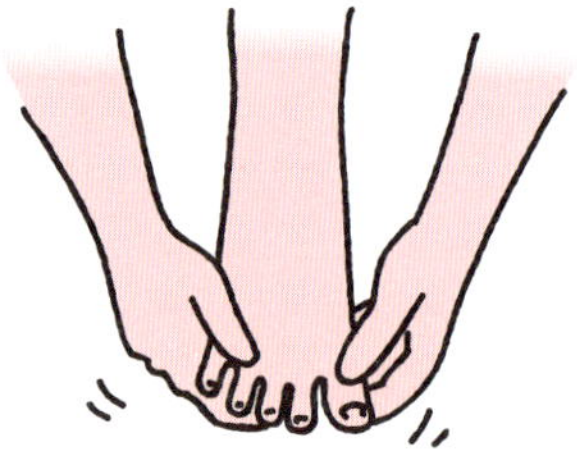

## 9

「グーチョキパー体操」(P34参照)を5分ほど行って終了。

5分

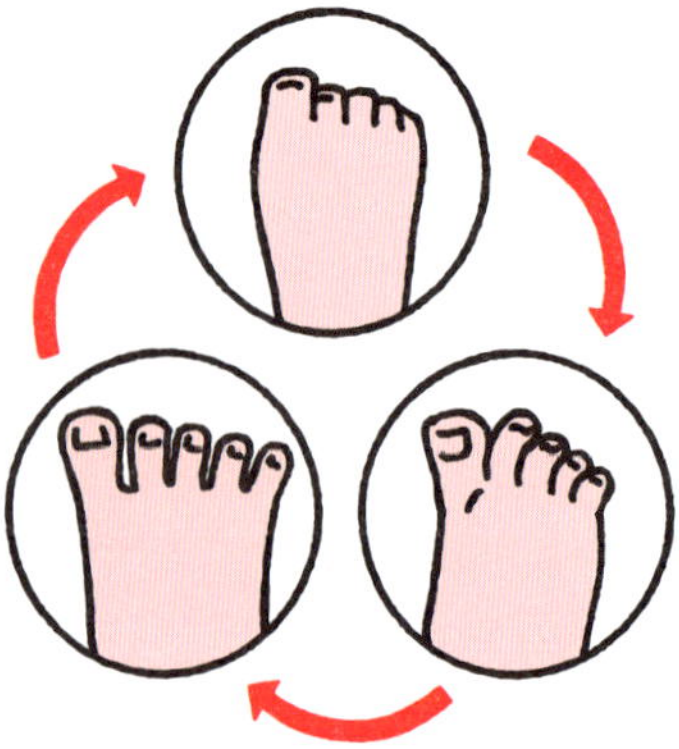

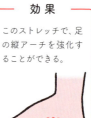

## 後脛骨筋《こうけいこつきん》のストレッチ

**1**

床に座り、図のように片方の膝を立てて座り、手で足を外上方に上げる。両足同じように行う。

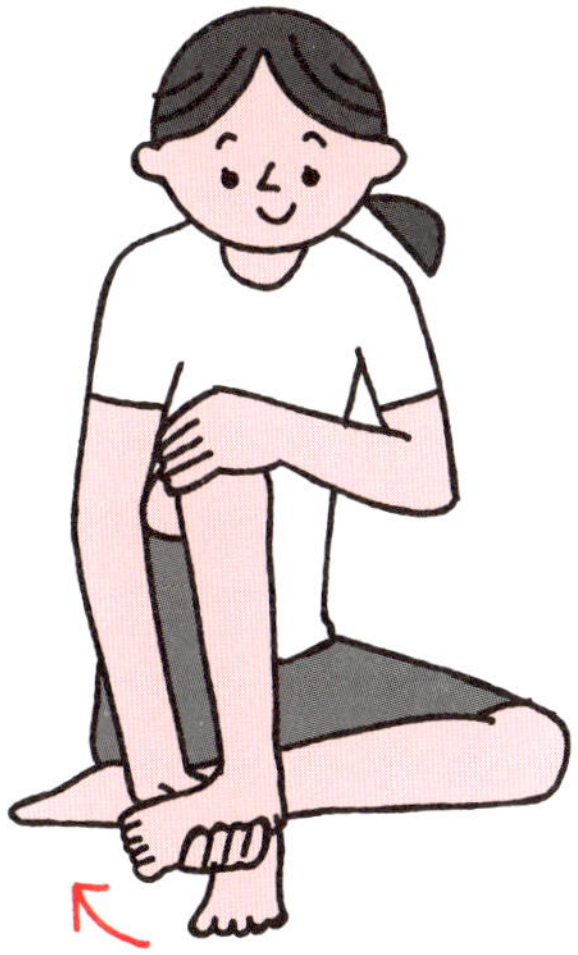

**2**

台などに片方の足をのせて、図のように体重をかけて足先を外方に向けて甲側に上げ(背屈)る。両方の足を同じように行う。

［足先の向き］

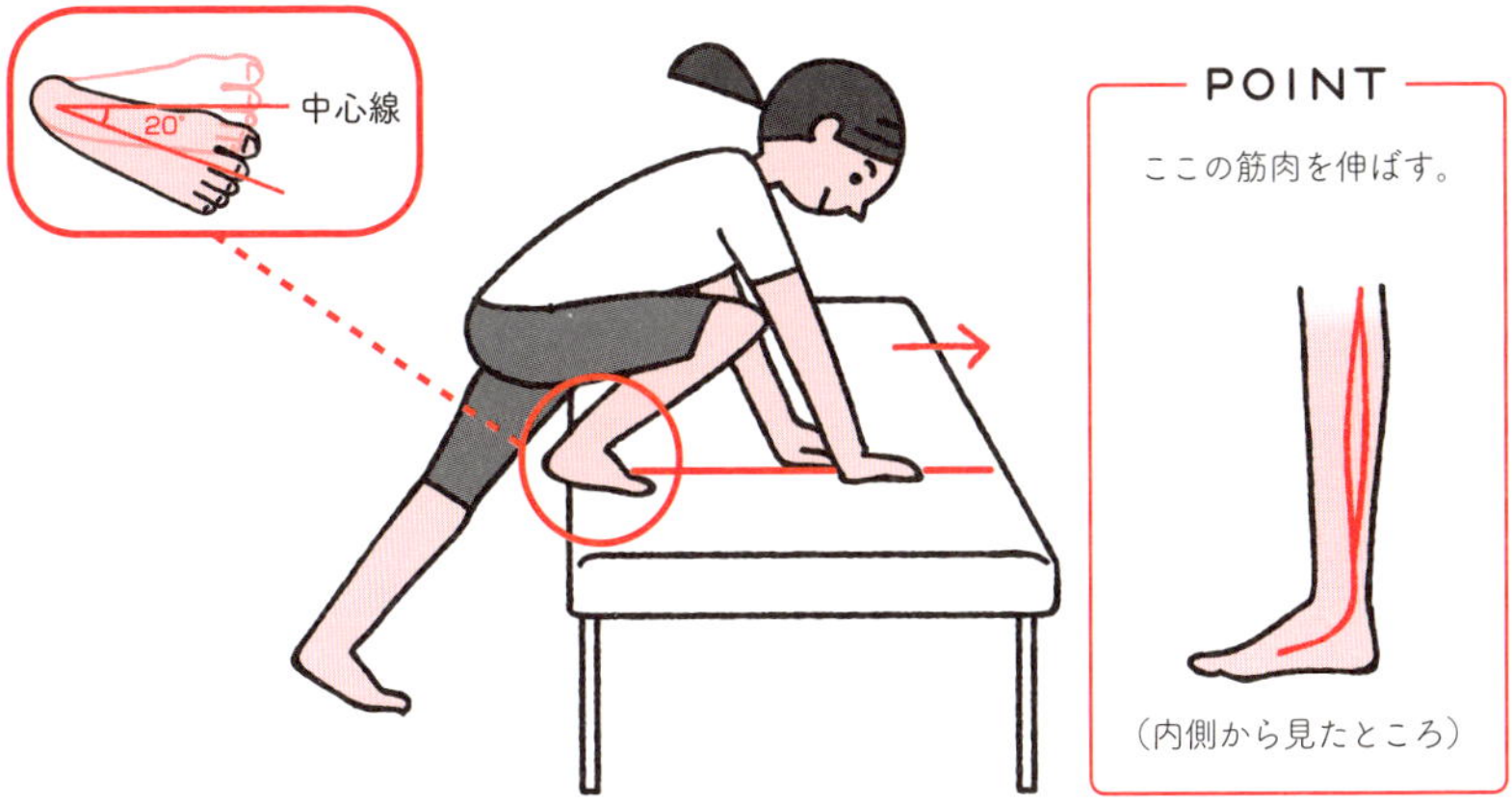

## 前脛骨筋《ぜんけいこつきん》のストレッチ

**1**

イスに座り、片足をもう一方の太ももの上におき、手で足を下げる。

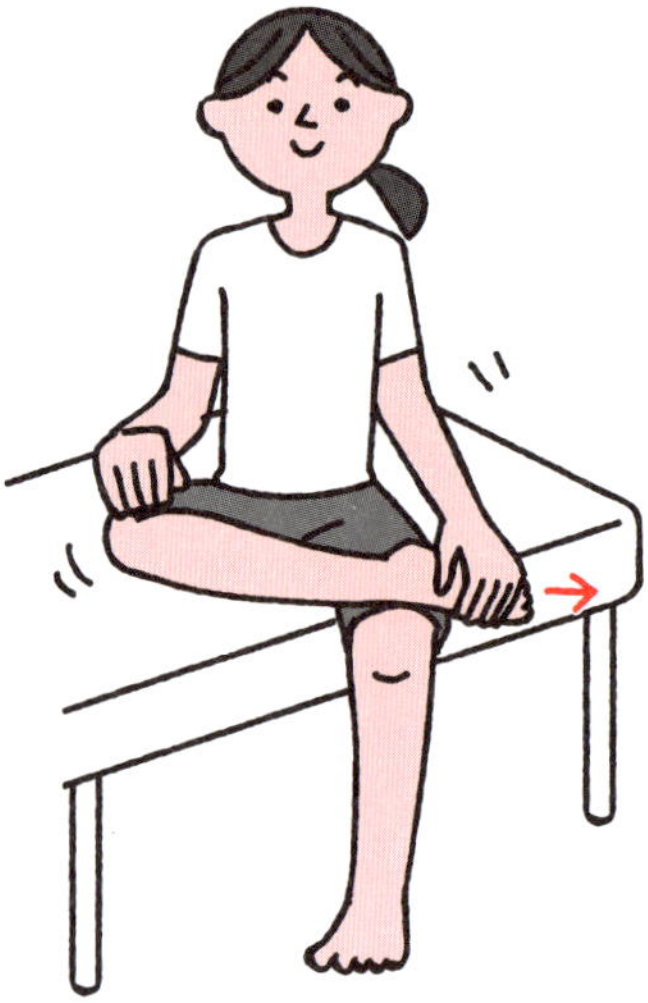

**2**

足を下し、図のように足先を床につけて力をかける。両足を同様に行う。

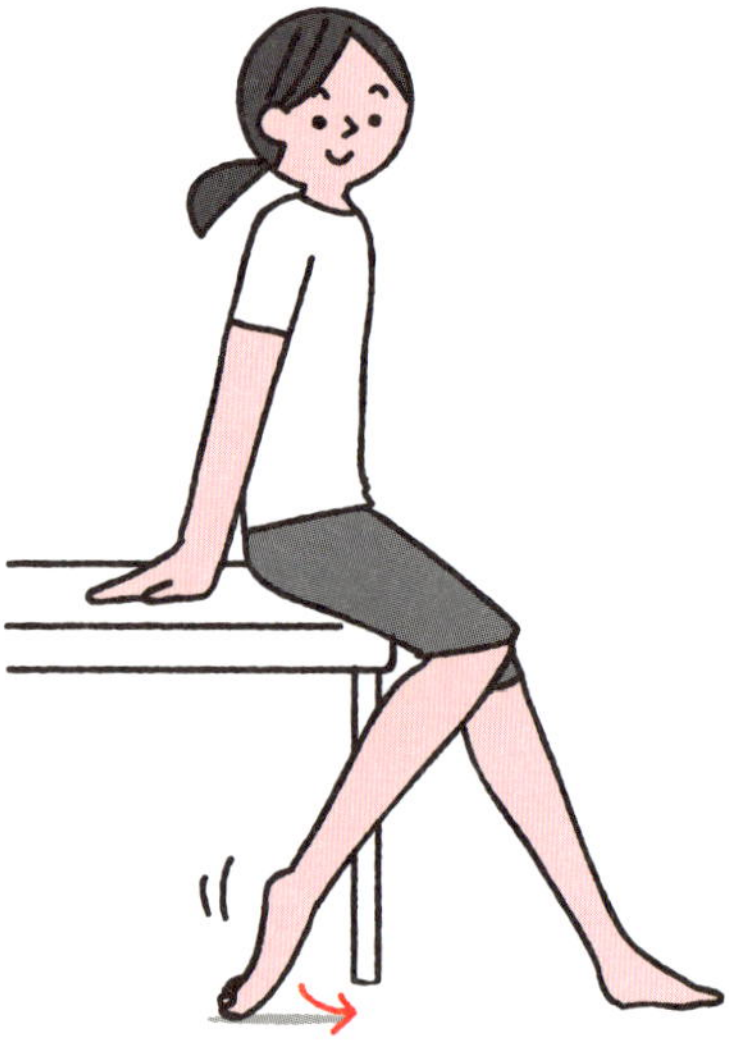

## 3

両足を同様に行い、最後に正座をする。

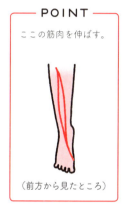

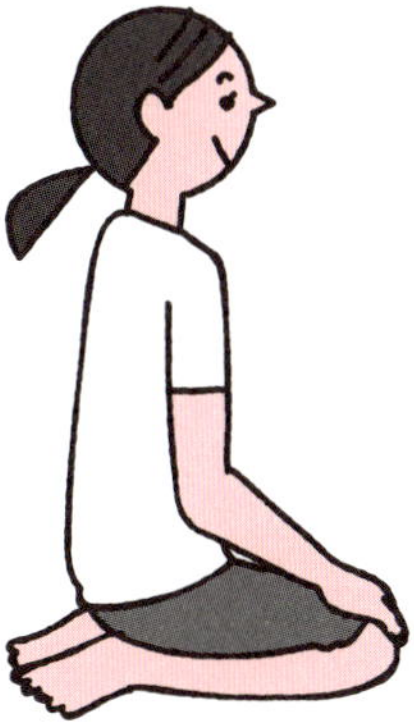

**POINT**

ここの筋肉を伸ばす。

（前方から見たところ）

## 腓骨筋のストレッチ

**1**

イスに座り、片方の足をもう一方の太ももの上にのせる。手で足先をつかみ、図のように上げる。両方の足を同じように行う。

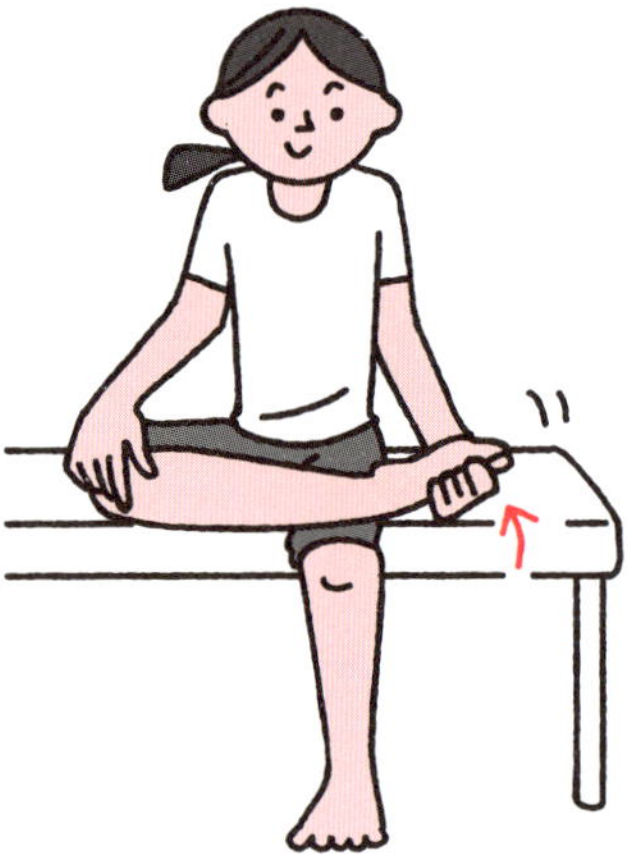

**2**

足先を床につけて図のように外方に力を入れる。両方の足を同じように行う。

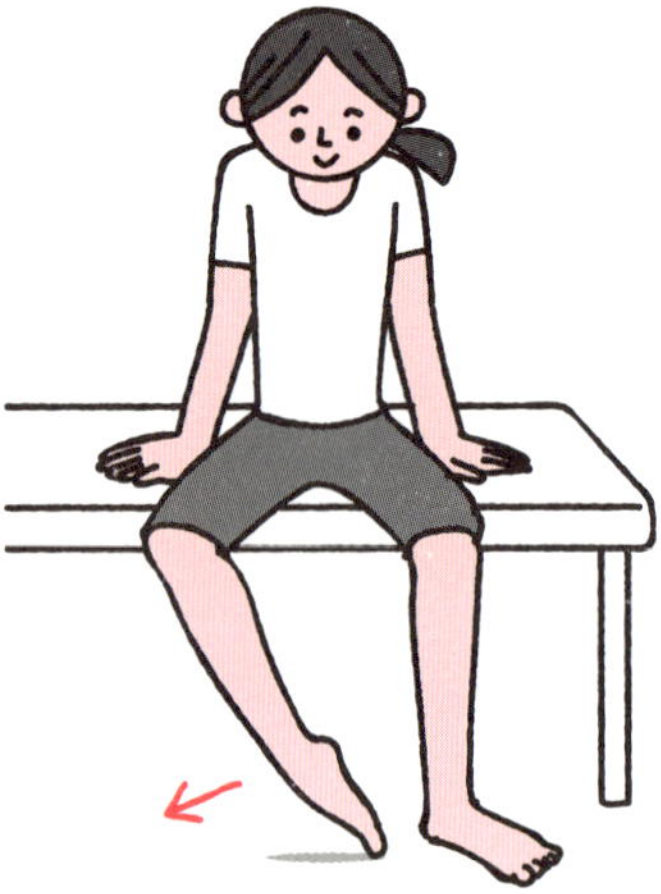

POINT

ここの筋肉を伸ばす。

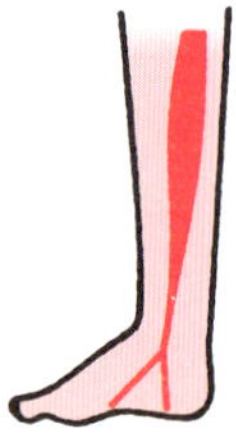

（外側から見たところ）

COLUMN

# マッサージ・ストレッチのコツ

心地よく、効果的なマッサージやストレッチのコツをまとめました。ケアの時に意識してみましょう。

マッサージの場合、下腿や足でかたいところがあれば、強めに少し痛みを感じる程度に行います。全体的にむくんでいる場合は、痛みを感じない、気持ちよい程度のもみ方がよいでしょう。

マッサージをする方向は、まずはふくらはぎから足首、さらに足の指の方へともんでいきます。指の方までもみ終えたら、逆戻りをして、指の方からふくらはぎに向かってもみましょう。

ストレッチをする時は、反動をつけずにじっくりと30秒間くらい、ストレッチの姿勢を保ちます。ストレッチは痛い方が効いていると思う人がいますが、それは違います。反動をつけて強く行うのではなく、じっくりと足の筋肉を伸ばすようにしましょう。

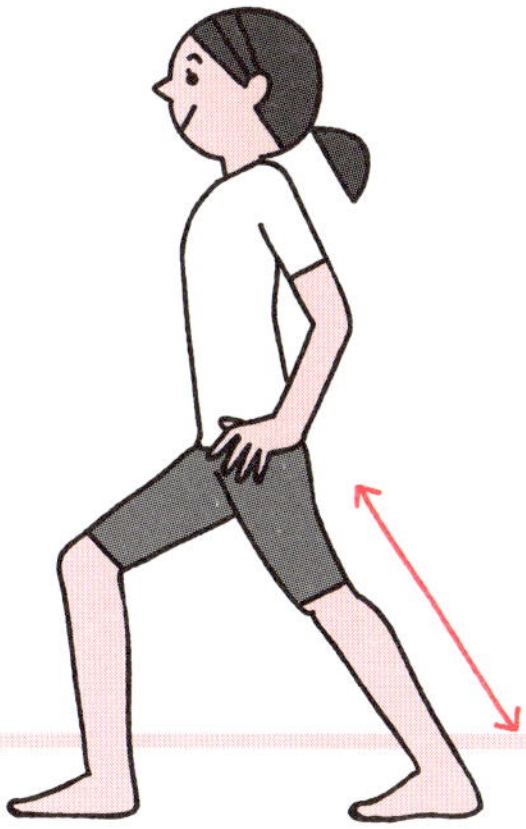

THEME

⑥

# 不調別、マッサージとリハビリテーション

不調に合ったケアが元気な足につながります

## 前足部 指が痛む場合

前足部の指が痛む場合、親指の内側が痛むと外反母趾へ進む恐れがあります。また、親指以外の指が変形することもあります。

### 外反母趾の変形ケア

ホーマン体操

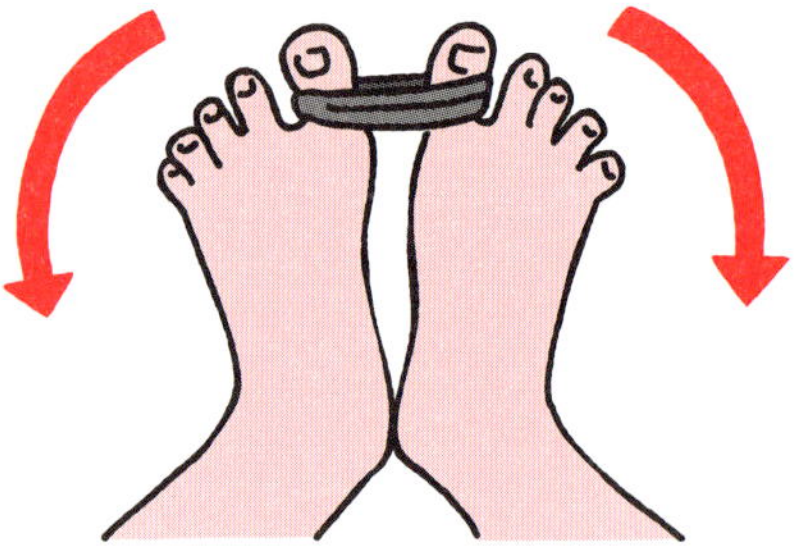

ゆがみを矯正する「ホーマン体操」を行うと有効です。また、「グーチョキパー体操」も効果的な運動。

グーチョキパー体操

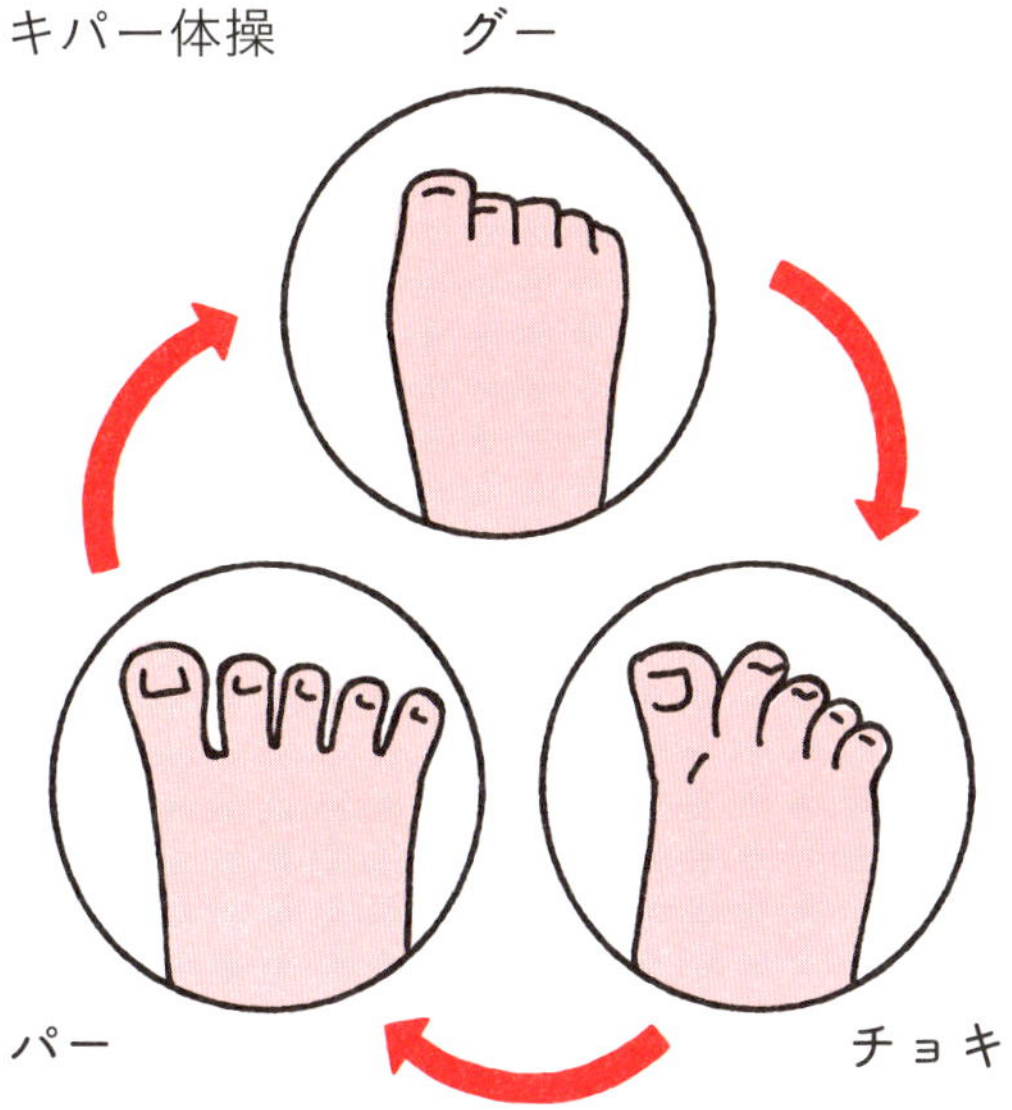


## （親指以外の指が曲がってくるときのケア）

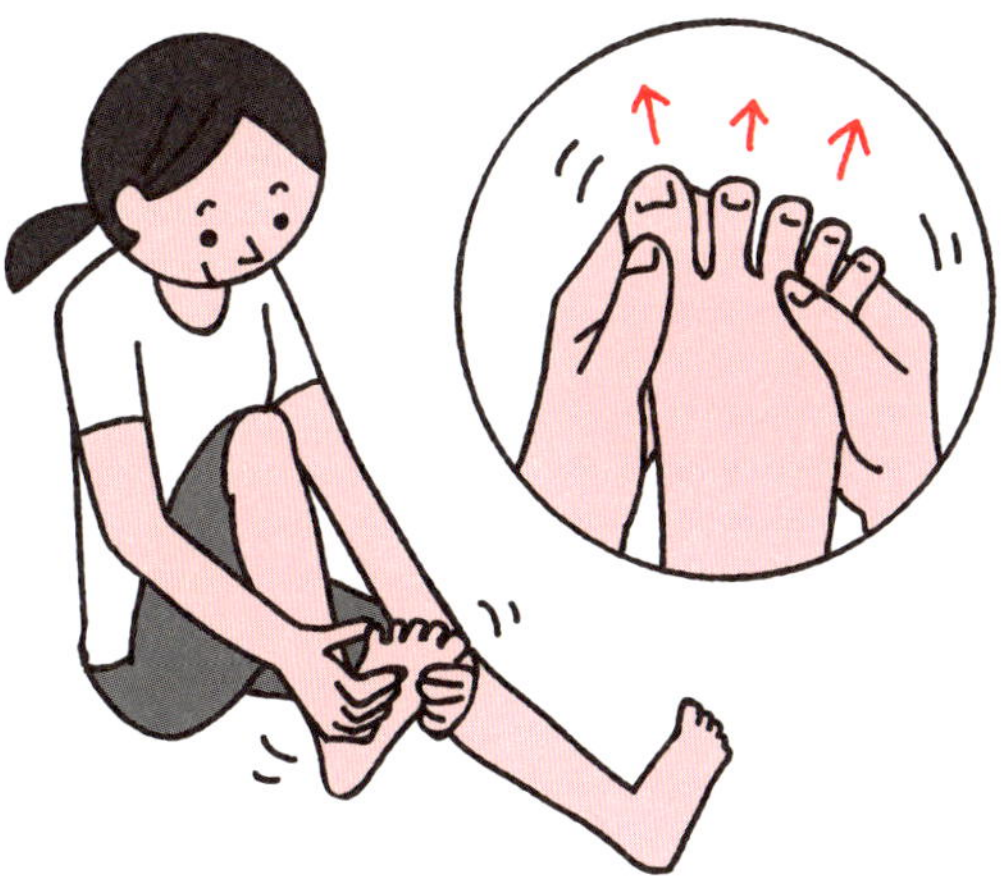

それぞれの指を1日に1回は必ず手で伸ばす。

**POINT**

それぞれの指を伸ばす時は、先に足全体をつま先立ちのように下に曲げてから（底屈）行うと、指を曲げる筋が緩んで、伸ばしやすくなる。

## 中足部

### 土踏まずや甲が痛む場合

縦アーチを支えている足底腱膜や後脛骨筋に負担がかかると、扁平足になり、アーチが崩れて中足部の骨が床について痛み出します。また、アーチの崩れで、中足部のリスフラン関節やショパール関節部の外側や甲の部分の関節が痛みます。

### （縦アーチを強化するストレッチ）

1

足指を手でつかんで土踏まずができるように図のように強く曲げる。

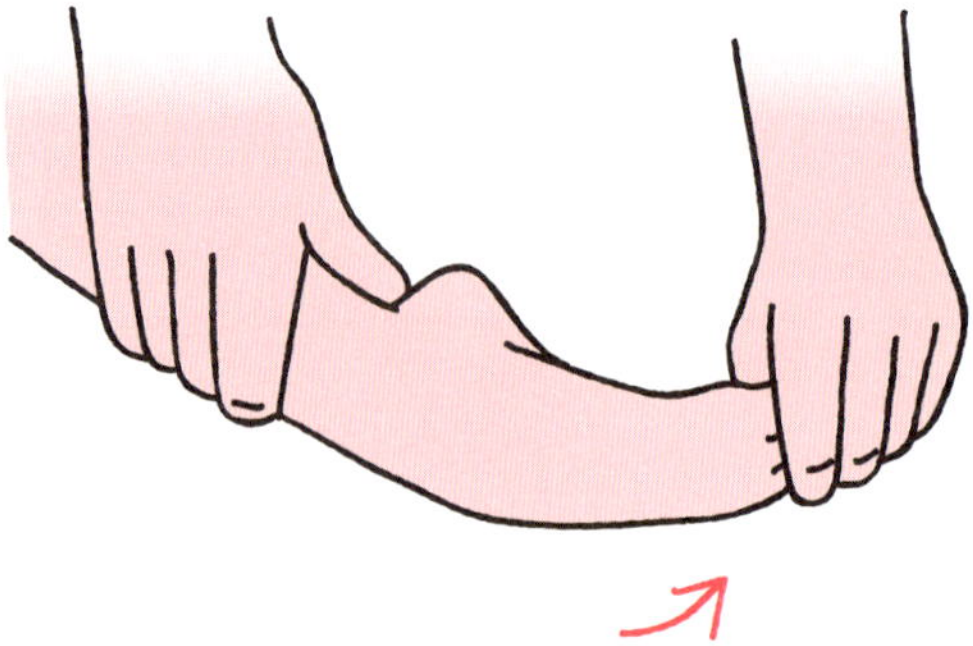

## 2

足指を手でつかんで足の甲に向けて強く上げる。

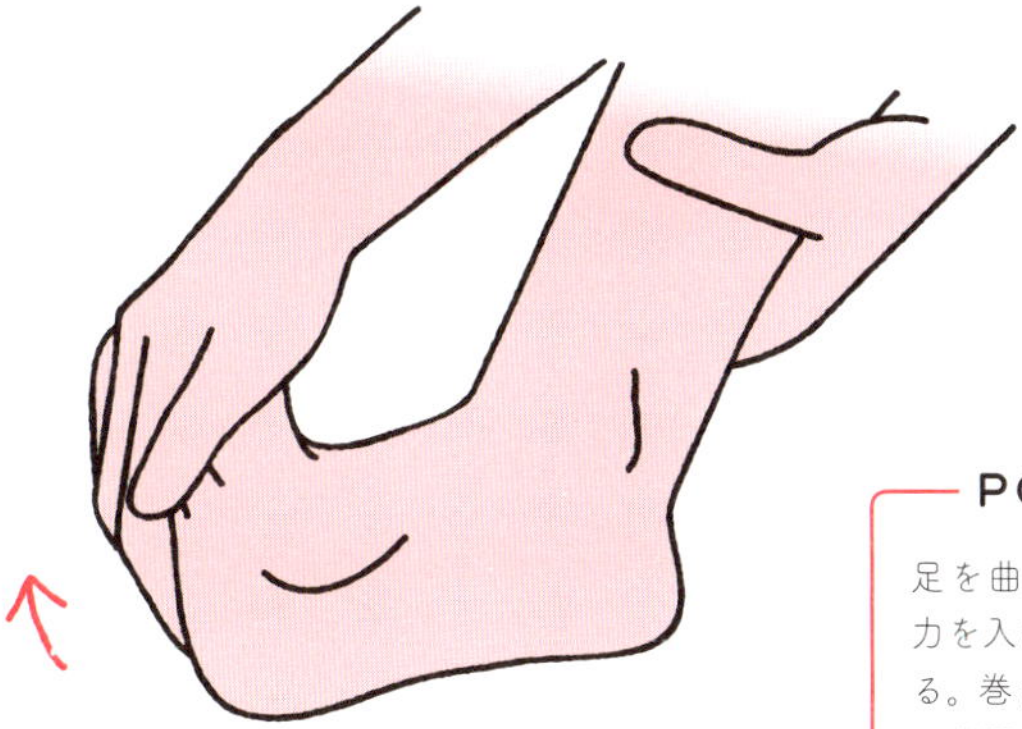

**POINT**

足を曲げるときは、力を入れて強く曲げる。巻き上げ機現象を利用してアーチを高める。

COLUMN

### 5本指靴下を履こう！

5本指靴下は、靴を履いていても靴の中で足の指5本をそれぞれ単独で動かすことができます。そのため、ウォーキングやランニングの際の蹴り出しの動作の時に、親指に大きな力を加えることができ、速度を上げたり、持久力を保ったりすることが、普通の靴下を履いている時よりも簡単です。

軽症の外反母趾とその予防に重要な体操に「グーチョキパー体操」（P34参照）があります。これを行うことで、変形の進行を止めたり、程度が軽い変形が治ったりすることがありますが、この体操にも5本指靴下は便利です。

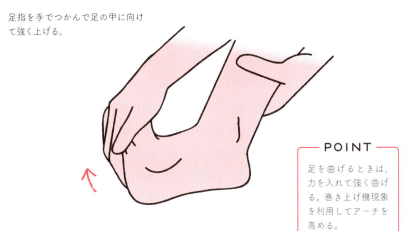

# 後足部

## かかとが痛む場合

かかとが歩き始めに痛むのは、多くの場合中高年の女性で、やや肥満の人です。かかとの痛む原因は、足の縦アーチを支えている足底筋膜の筋力低下と、重い体重がかかるためで、かかとの付着部にストレスが集中して痛みます。

### （縦アーチの足底筋膜を鍛えるための運動）

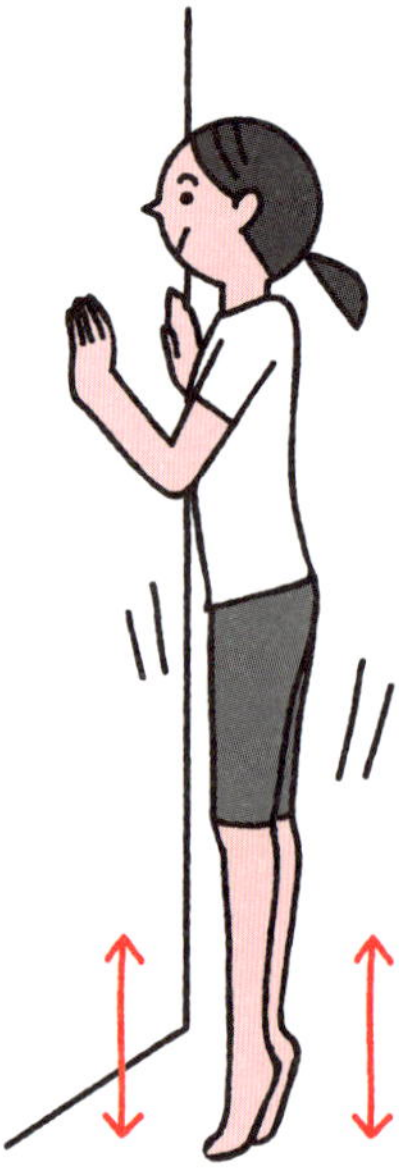

立って、かかとを上げてつま先立ちを10回繰り返す。

## 足底にある筋肉を鍛えるための運動

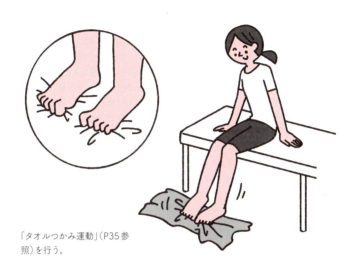

「タオルつかみ運動」（P35参照）を行う。

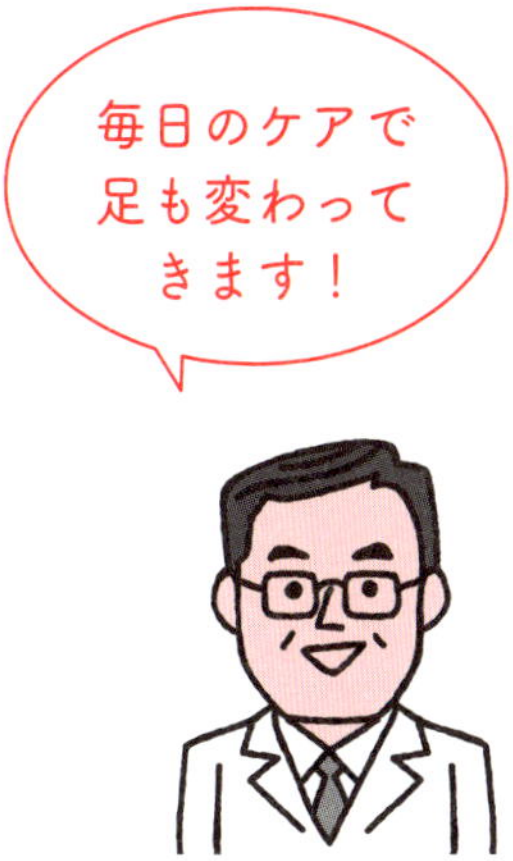

THEME

# ⑦ ランニング障害

靴選びから
走り方まで…
ランニング愛好者
必見です

## ランニング障害とは

最近の健康志向や市民マラソンの普及により、老若男女を問わず、ランニング人口が急速に増加してきています。その結果、ランニングによる障害やケガも増加傾向にあります。

ランニングは歩くこととは異なり、足が地面に着地する際に体重の数倍の力がかかるため、過度になると疲労が足を中心に全身に蓄積し、腰を含めた下肢の各部位にさまざまな障害を起こします。

とくに膝や足ではランニングによる障害の発生頻度が高く、起こると痛みのために走れなくなることもあります。

# ランニング障害の原因とは

## 1 ランニングシューズの選択ミス

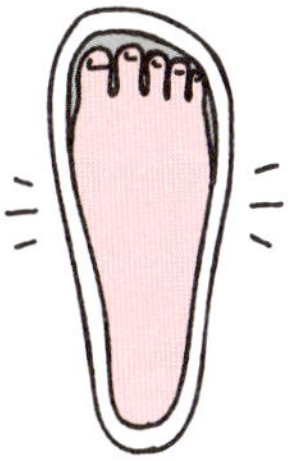

きつ過ぎたり、ゆる過ぎるシューズは障害を起こす原因になる。また、靴底が極端にすり減ったシューズで走っていると徐々に障害を起こす。

## 2 準備運動不足

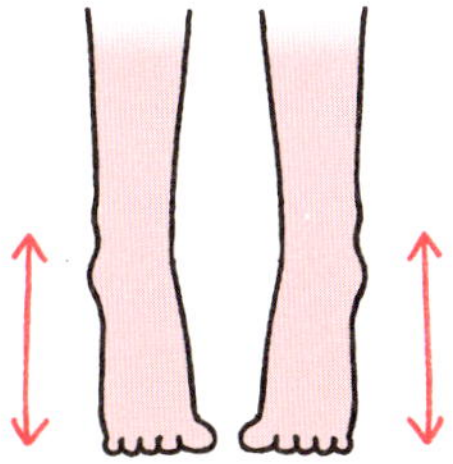

全身のコンディションが不良であることや、ランニング前に十分な全身の準備体操や下肢を中心としたストレッチングを行わないことで起こる。

## 3 過度のランニング量とスピード

体の調子がよいからといって距離を急激に増やしたり、大きなストライド（歩幅）でピッチ（歩数）を上げたりすることで、しばしば起こる。

## 4 自分の体のチェック不足

自分の体、とくに下半身に痛むところがないかどうか、O脚、扁平足、魚の目・タコがないかどうかを調べることも大切。

## 5 ランニング障害をきたす疾患をもっている

ランニングがさらに過度になると、足や下腿にさまざまな障害（疾患）が起こる。ランニング障害の原因となる疾患を紹介するので、詳細はそれぞれの疾患のページを参照してください。

◎足底腱膜炎（P64参照）
◎アキレス腱付着部炎・アキレス腱滑液包炎（P68参照）
◎足の疲労骨折（P108参照）（中足骨疲労骨折・舟状骨疲労骨折・足関節内果疲労骨折）

## 正しいランニングの方法

自分に合った方法を早くマスターすることが大切です。次の5点に注意して走ってみましょう。

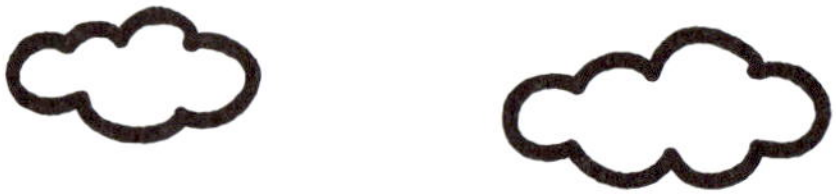

### 1 姿勢を正しくして背筋をピンと伸ばしてランニングする

最初は誰もが背筋を伸ばしてランニングを始めるが、疲れてくると前かがみになるので注意する。

### 2 足の接地と蹴り出しに注意する

膝はやや曲げ加減で、足はかかとから接地して親指を中心とする足趾で蹴り出す方法と、足全体で接地する方法がある。後者は、フラット法といわれて大きな前進力が得られるが、腰や膝への負担が大きくなる。初心者は前者が適しており、意識しないでランニングをすると、かかと接地になっているので注意する。

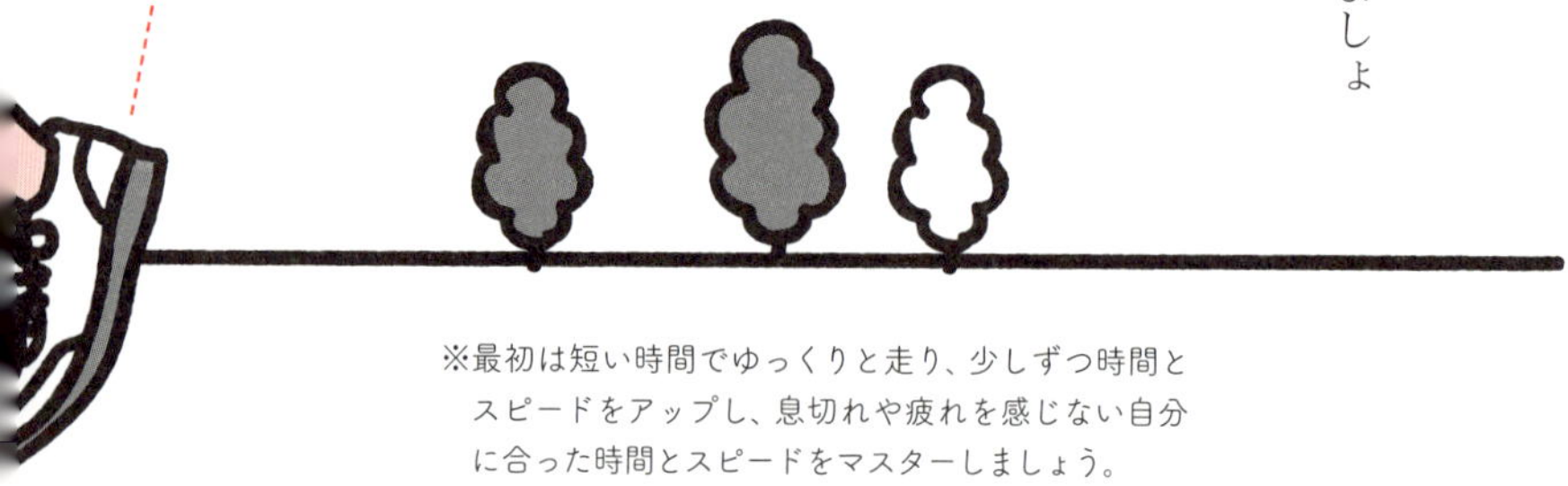

※最初は短い時間でゆっくりと走り、少しずつ時間とスピードをアップし、息切れや疲れを感じない自分に合った時間とスピードをマスターしましょう。

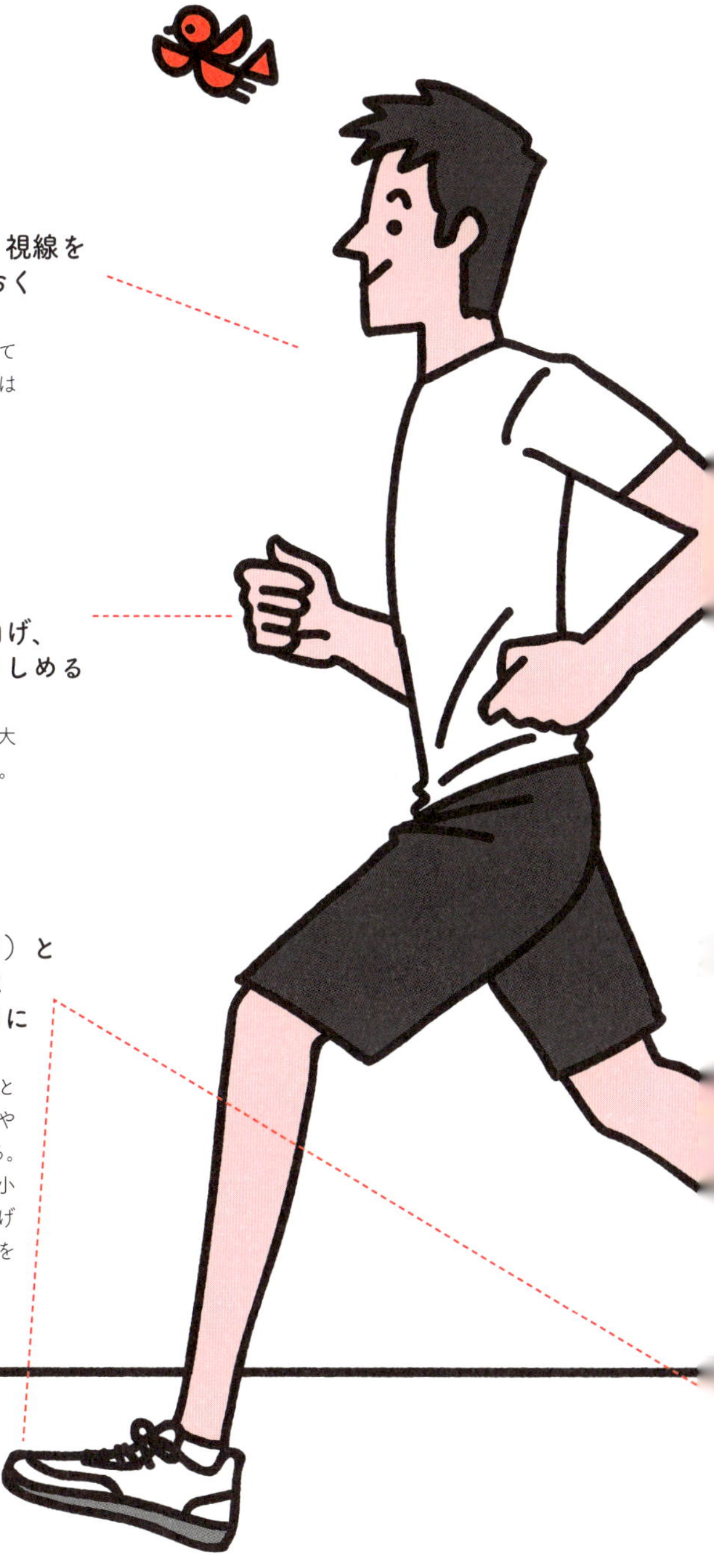

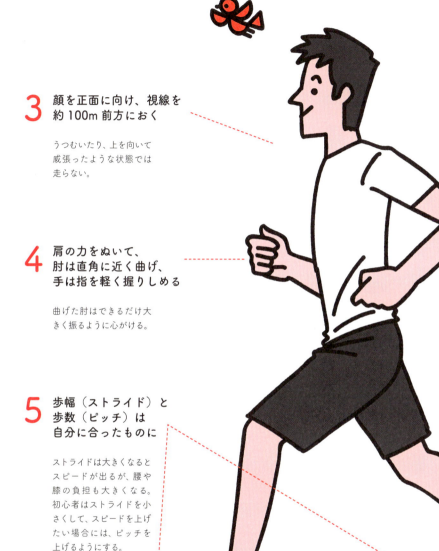

## 3 顔を正面に向け、視線を約100m前方におく

うつむいたり、上を向いて威張ったような状態では走らない。

## 4 肩の力をぬいて、肘は直角に近く曲げ、手は指を軽く握りしめる

曲げた肘はできるだけ大きく振るように心がける。

## 5 歩幅（ストライド）と歩数（ピッチ）は自分に合ったものに

ストライドは大きくなるとスピードが出るが、腰や膝の負担も大きくなる。初心者はストライドを小さくして、スピードを上げたい場合には、ピッチを上げるようにする。

# ランニング障害の予防法と治療法

## 1 足に合ったランニングシューズの選択

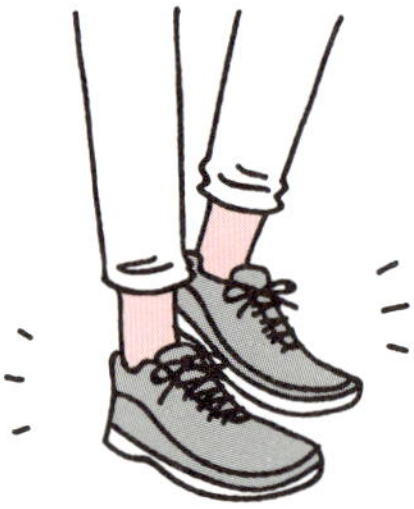

必ず両足を履き、売場の周囲を歩行してみて選ぶことが重要（P120〜P125参照）。靴がすり減った場合には、減った側に靴のなか敷き（足底板）を入れて調整する。

## 2 十分なストレッチを中心とする準備運動

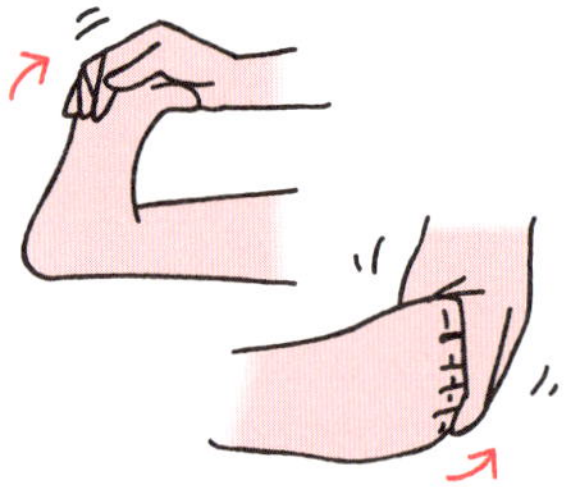

全身のコンディションを自分で判断し、無理をしないこと。腰や股関節を含めて膝や足の十分な準備運動がもっとも大切で、とくに足のストレッチを入念に行う。

## 3 正しいランニング法の習得

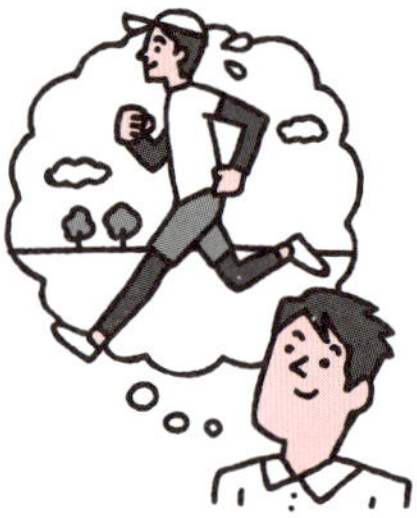

自分に合った正しいランニングの方法を早くマスターするように努力する。

## 4 自分で下肢のチェックを行う

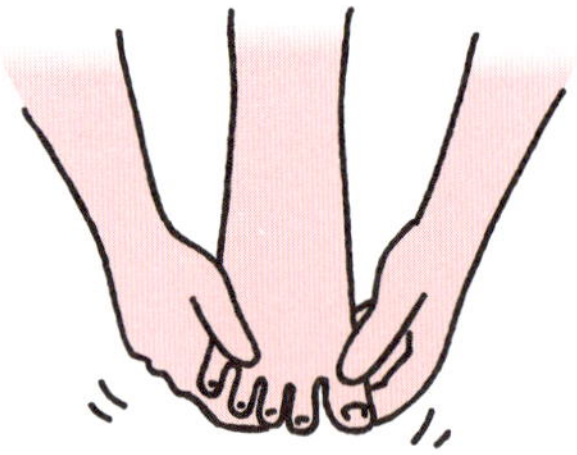

ランニングすると痛む箇所、押すと痛む箇所、発赤や腫脹の有無、魚の目やタコの有無をチェックする（※チェック項目は左ページ参照）。

## ランニング前後のチェック表

□ 足の指は痛くないか？

□ 土踏まずは痛くないか？

□ かかとは痛くないか？

□ 足首は痛くないか？

□ 押して痛む場所はないか？

□ 赤くなっているところや腫れているところはないか？

□ 魚の目やタコができていないか？

★必ず左右の足を比較してチェックしましょう。ランニング中だけでなく、終了後も痛むようであれば、各種のランニング障害が考えられますので、医師の診察を受けてください。

ランニング
障害
Q&A

ランニングをしている人、これから始めたい人が、ランニングから起こる不調に対して不安や疑問に思うことを、わかりやすくお教えします。

Q 足に痛みを感じる時は、走らない方がよいでしょうか？

A

自分自身で足を観察して、腫れや発赤、皮下出血の有無を調べます。次に手で足を動かしてみて痛みが出るかどうかも確かめます。

腫れや発赤、皮下出血、足を手で動かして痛みがある場合は走らない方がよいでしょう。

また、それらがなくても、準備体操やストレッチの際に、痛みどころが出てきたり、周辺を少し歩行してみて足が痛むようであれば、ランニングは中止しましょう。

## Q 足や膝に痛みを感じる時は、どこで診てもらうとよいのでしょうか？

**A**

整形外科を受診するか、接骨院などに行くかは、なかなか難しい問題です。症状があまりひどくなく、マッサージやストレッチを希望する場合には接骨院などでもよいですが、腫脹や発赤を伴って痛みが強い場合には、X線やCT像で詳しく調べてもらうことが大切になりますので、整形外科を受診しましょう。

整形外科では、X線やCT像で状態を調べてもらい、安静度の説明や湿布やサポーター、さらにはギプス固定や鎮痛剤の投与をしてもらうことができます。

## Q 扁平足です。ランニングはやめた方がいいでしょうか？

**A**

変形の程度によりますが、扁平足でもランニングは差し支えありません。できればランニングシューズ内に、履いても痛まない程度の縦アーチのついたなか敷きを入れて走ることが望ましいでしょう。

年配の方で内くるぶしのすぐ下が腫れて、少しでも痛みのある場合は成人期扁平足（P52参照）ですので、ランニングを控えた方がよいでしょう。

## Q 捻挫をしました。完治したら今まで通りに走っても大丈夫ですか？

## A

普通は捻挫から6週間すると走れるというのが目安です。また、開始から2週間程度はサポーターやテーピングを行った方が安心です。

足首が腫れて周辺に皮下出血が出た場合には、ギプスやサポーターで十分に安静をとり、腫れが消失して動かしても痛まないようになったら、ランニングを開始することができます。

切れた靭帯が修復するのは3週間で、それから筋力増強訓練やストレッチを行います。

# Part 4

# 人には言えない足のお悩み

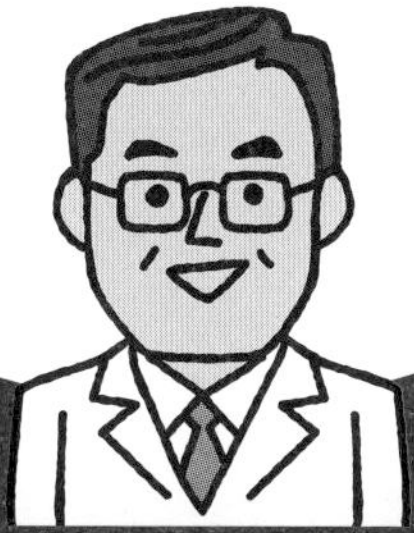

足のお悩み
Q&A

QUESTION

爪が皮膚にくいこんで、赤くなっています。このままで大丈夫でしょうか？

ANSWER

爪がくいこんで痛み、滲出液が出てきたら、整形外科の受診をおすすめします。

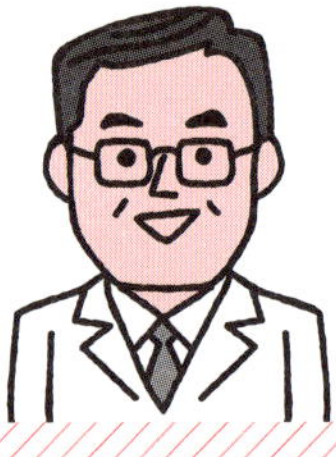

## 爪の周囲が痛むわけは？

皮膚の付属器である爪は、指先を保護するだけでなく、歩行の際に力を指先に伝える役目もあります。成人の手指の爪の伸びる速度は1日に約0.1㎜ですが、足の爪は少し伸びるのが遅く、年をとるほど伸び方は遅くなり、爪が厚くなります。このような爪が痛みの原因になる場合もあります。

かたい爪のまわりの部分が皮膚にくいこんで炎症を起こし、進行すると異常な肉芽が形成されて痛みます。これを陥入爪《かんにゅうそう》といって、先の狭い靴などの履物を履くことで圧迫されて起こります。

また、陥入爪は深爪によって、爪自体が周囲の皮膚を傷つけることでも起こります。痛みと軽い発赤の程度から、化膿して周囲が腫れてウミや液が出ている状態、さらには化膿を繰り返して、爪の上に大きな肉芽が形成されてしまうものまであります。

そのほかに、爪が先にいくほど彎曲《わんきょく》し、指の皮膚をはさみこむような彎曲爪《わんきょくそう》も痛みの原因になります。これは、ハイヒールなどの先の狭い靴の長時間の着用や、爪の水虫（白癬）の感染が原因で起こります。

陥入爪

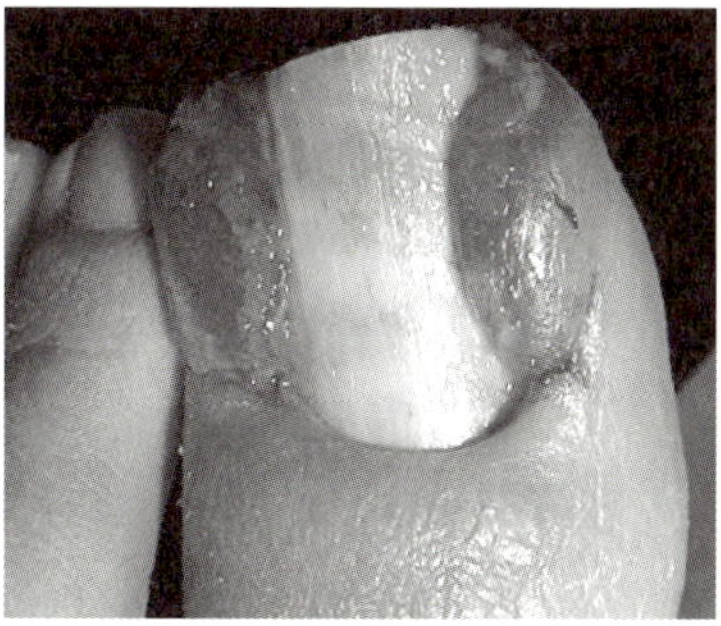

先の狭い履物での圧迫や深爪が原因になる。爪の両脇に肉芽が出ている。

彎曲爪

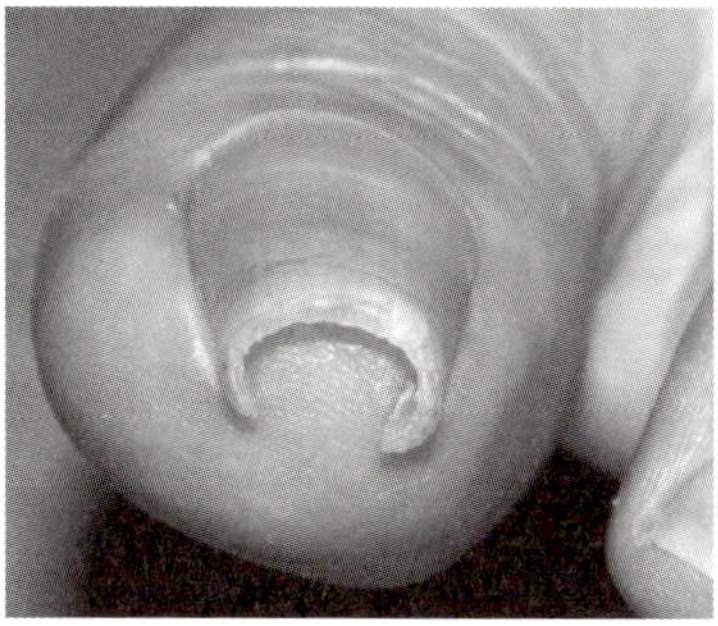

先の狭い履物の長時間の着用や爪の水虫が原因になる爪が彎曲して皮膚にくい込んでいる。

## 爪の周囲の痛みをとるためには

もっとも注意したいことは、深爪をしないことです。少し爪が皮膚にくいこんで痛み出したら、周辺を清潔に保つことも大切です。陥入爪の状態がよく繰り返される場合には、抗生物質入りの軟膏を準備しておいて、患部に塗ると効果があります。

爪がくいこんで痛み、滲出液が出てきたら整形外科を受診することをすすめます。周辺が赤くなり、膿が出てくるようであれば、感染をしていますので、抗生物質の投与とともに、外科的治療が必要になります。

最近では、爪の変形を矯正する方法がいくつか開発されています。代表的な方法は、形状記憶合金で作られたワイヤーでの矯正です。この治療の場合、期間は長くかかりますが、再発が少なく簡単ですので、広く行われるようになってきています。

## 爪の周囲が痛まないための予防法

### 1 常に足の爪と周辺を清潔に保つ

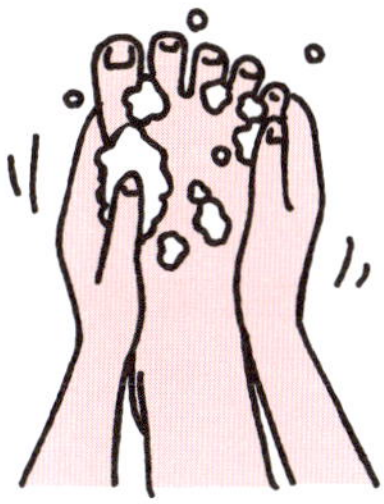

足の爪の周辺を常に清潔に保ち、周辺のマッサージも忘れない。

### 2 深爪をしない

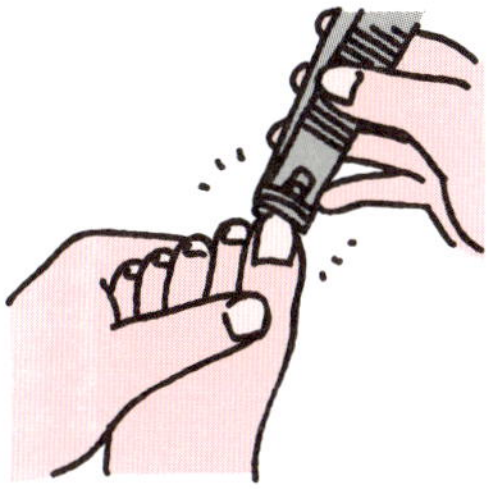

深爪をすると、爪が周辺の皮膚にくい込んで傷をつけるので、ある程度伸ばしておく（時には爪で靴下が破れる程度）。

### 3 爪があたるような狭い靴や、かかとの高い靴を履かない

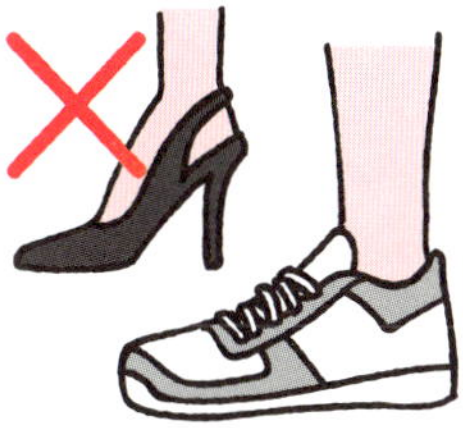

足囲はしっかりと固定されているが、指先は自由になっている先の太めの靴を選ぶ。

### 4 滲出液が出だしたら、整形外科を受診する

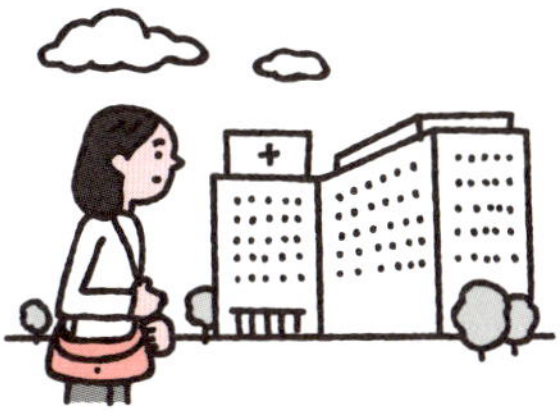

爪の縁から滲出液が出てきたり、赤みの肉げが盛り上がったときは受診する。

足のお悩み
Q&A

QUESTION

足にタコや魚の目がよくできます。何が原因なのでしょうか？

ANSWER

摩擦や圧迫で皮膚の表面の角質層が厚くなると痛みが出ます。

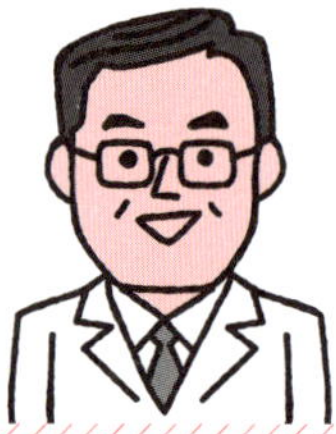

## タコや魚の目はなぜできるの？

足のいろいろな場所に繰り返す摩擦や圧迫により、皮膚の表面の角質層というところが厚くなると痛んできます。大きくわけると、角質層の厚くなる方向がおもに外側に盛り上がるものがタコ（胼《べん》胝《ち》）で、内側に進入して厚くなるものが魚の目（鶏眼《けいがん》）です。

同じようなものにいぼ（疣贅《ゆうぜい》）がありますが、これは表皮の基底細胞がウイルスに感染して増殖して盛り上がります。

## タコを改善するためには？

タコは胼胝ともいわれ、足の突出した部位が窮屈な靴やハイヒールを履くことにより、繰り返し圧迫や摩擦を受けることで、皮膚がかたくなり盛り上がります。

外反母趾《がいはんぼし》に合併する横軸アーチが崩れた開張足（扇状足）の第2・3趾の足底に、典型的なタコがもっとも多くできます。痛みは魚の目ほど強くはありませんが、靴を履いて歩行すると痛みます。

治療としては、まずかたくなって盛り上がった場所に貼るスピール膏®が有効で、2、3日貼っておくと角質層がやわらかくなり、

正常な状態

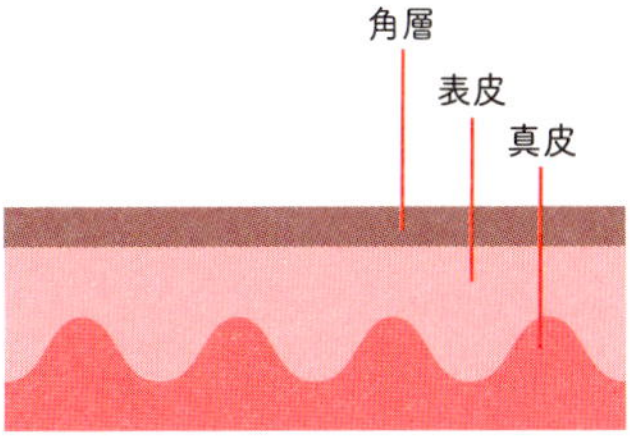


タコができた状態

角質層が外に盛り上がる。

その角質層が落ちることもあります。また、靴に横アーチをつけたなか敷きを入れると歩きやすくなります。

根本的には外反母趾や開張足を手術治療で矯正すると、タコはなくなります。

## 魚の目を改善するには？

タコと同様に指先、指間部、さらには先の項で述べた第2・3趾の足底などの突出した部分の皮膚がかたくなります。

かたくなった皮膚の中央に、目のような少し透明な芯《しん》があるので、魚の目とか鶏眼といわれています。魚の目はタコよりやや小型で、中央がくさび状に奥深くかたくなり、強い痛みがあります。

原因はタコと同じように突出部が摩擦や圧迫を繰り返し受けて起こりますが、指間では少しジュクジュクしたやわらかい魚の目をつくることもあります。

治療は圧迫を避けるなか敷きや指間に入れる装具をつけます。魚の目だけの切除の際は、芯を取る必要がありますので傷が深くなります。根本的には骨まで影響する矯正手術が必要です。

いぼができた状態

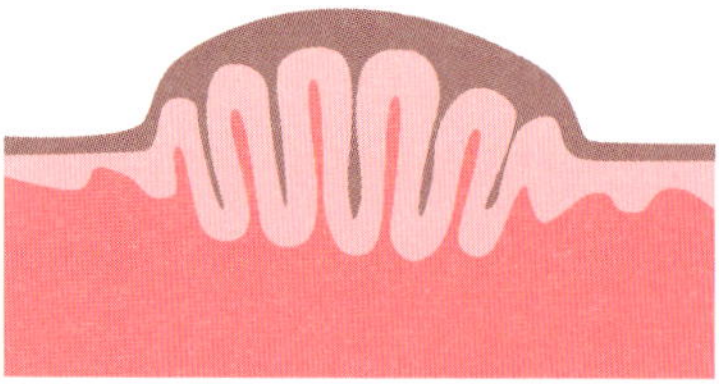

表皮の細胞がウイルスに感染して盛り上がる。

魚の目ができた状態

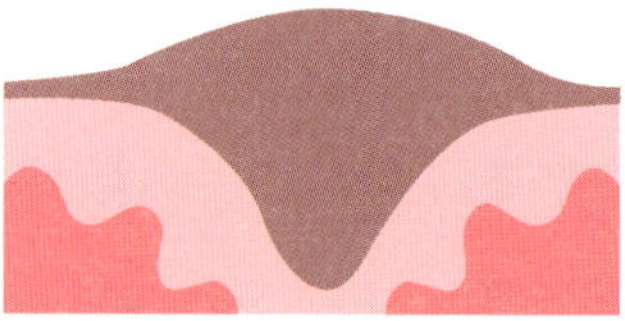

角質層が内側に進入する。

## タコ・魚の目の予防法と注意点

### 1 靴があたらないようにする

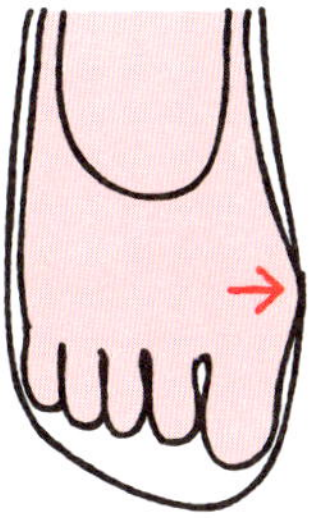

皮膚のかたくなりかけた場所の相対する靴の部分をへこませたり、靴を替える。

### 2 なか敷きや指間に装具を入れる

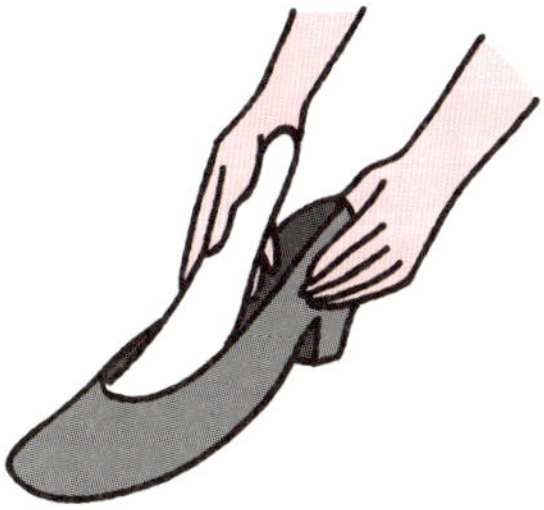

タコのできた趾間に趾間装具を入れ、縦・横アーチの低下が原因の場合にはなか敷きを入れる。

### 3 スピール膏でも効果が得られないときは整形外科を受診する

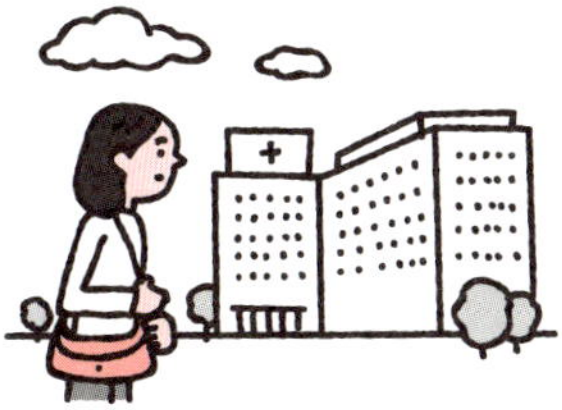

痛みが持続して靴を履いての外出が困難な場合には、原因を調べてもらうよう受診する。

足のお悩み
Q&A

QUESTION

かかとが乾燥して、ひび割れています。自分では治らないでしょうか？

ANSWER

何度も繰り返すようなら、医師の受診をしましょう。

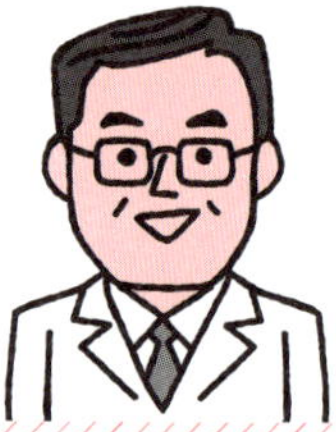

## かかとのひび割れはなぜ起きるの？

かかとを含む足底は厚い角質層からなっており、体重を支えています。とくにかかとは大きな体重がかかり分厚くなっています。

若いうちはこの角質層も水分に富み、柔軟性がありますが、加齢とともにこの角質層が水分不足になり、寒くなるとカサカサに乾燥してひびが入ります。また、足首やその周りの関節に傾きがあると、体重がかかとのかたよった部分に集中してかかり、角質層が厚くかたくなり、ひどくなるとひび割れ（あかぎれ）します。

この角質層には皮膚を保護する皮脂腺が少なく、いったんひび割れが起きると、その部分から水分が出てしまい、さらに乾燥が強くなり、痛みを伴います。

また、足の冷えやむくみで血液の循環が悪くなると、乾燥を助長して悪循環を繰り返します。水虫も原因になることがあります。ひび割れにひそんで、寒い時期に活躍し、暖かくなると治まります。

## かかとのひび割れをとるためには？

基本的には足の保温につとめ、乾燥を防ぐことです。また、次の点に心がけましょう。

○保温につとめる

寒い時期には足の保温に注意し、つねに木綿系の靴下を着用します。とくに就寝時には必ず行います。

○保湿剤を塗布する

ワセリンやビタミンEの入った保湿剤を足の乾燥した部分やひび割れに塗ります。ひび割れがひどくなって深い「あかぎれ」になると、ステロイド含有軟膏も有効です。

○マッサージや運動で血行を改善する

足に行く血行をよくするために、下腿から足のマッサージ（P138参照）を行います。同時に足を中心とする下肢全体の運動を心がけて、血行をよくします。

○医師の診断のもとに治療を受ける

ひび割れがしつこく、何回も繰り返すようであれば、医師に診察をしてもらい、適切な外用薬や治療法を教えてもらうことも重要です。

## かかとのひび割れの予防法

### 1 足の保温につとめる

冷えるとひび割れの原因なるので、保温に注意する。

### 2 暖房を入れるときは加湿も行う

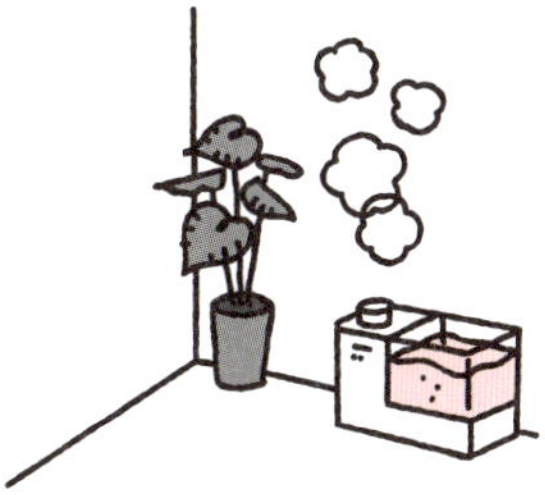

乾燥もひび割れの大敵なので、保温と同時に加湿に努める。

### 3 ワセリンなどの保湿用外用薬を塗る

寝る前などに、ワセリンなどの保温保湿用外用薬を塗る。

### 4 マッサージや下肢全体の運動をよく行う

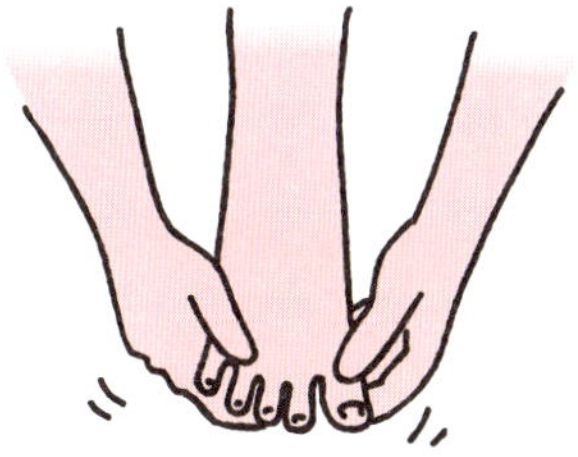

運動やマッサージは足の血行をよくするのでひび割れを防ぐ。

### 5 ストレスを避ける

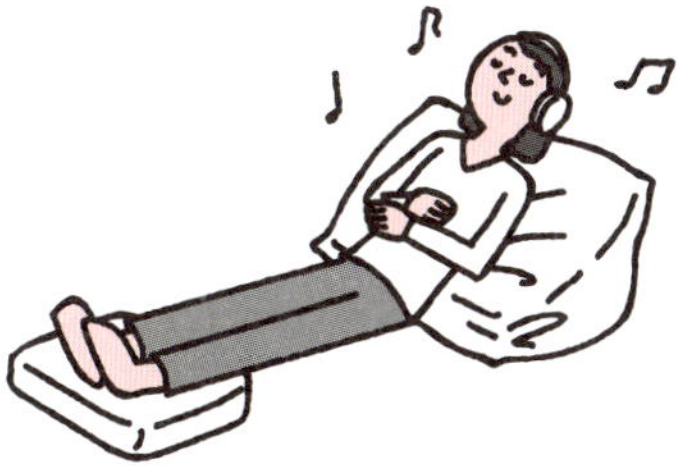

ストレスも足の血行に影響し、ひび割れを助長するので、足を上げてゆっくり休憩する。

足のお悩み
Q&A

QUESTION

## 夕方になると足がむくんで、靴がきつくなります。むくみの解消法はありますか？

ANSWER

長時間の立ち仕事を避け、足の運動の習慣を。

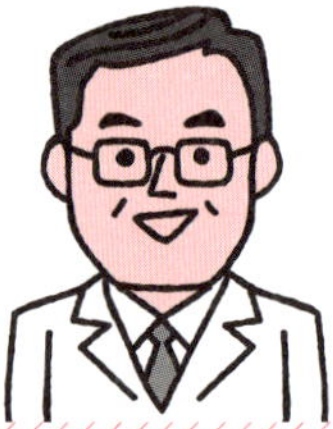

## 足のむくみはどうして起きるの？

足のむくみは、動脈中の血液で運ばれて足に届いた水分や栄養分が、使われて不要となり、水分が静脈やリンパ管で戻る際に、種々の原因で戻らなくなった状態です。

まず、両足にむくみが起きているのか、片足だけかによって原因がちがいます。

両足の場合には、長時間の立ち仕事により、血液の循環が悪くなり、水分がたまりむくみます。水分のとり過ぎでも水分が足にたまります。運動不足でも血液やリンパの循環が悪くなりむくみます。

また、両足のむくみがひどい場合には、全身性の病気を考えなければなりません。まず、腎臓が悪いと余分な水を排泄することができなくなり、足がむくみます。もちろん心臓も悪いと血管の先の毛細血管の圧が高くなって起こります。これらのむくみは指で押すとへこんでくぼみができます。

片足の場合は、静脈が蛇行して浮き上がる静脈瘤、さらには発赤と圧痛を伴う静脈血栓症が考えられます。また、足より上の下腿や大腿部が菌に感染している場合にも足がむくみます。

## 足のむくみをとるためには

基本的には足の運動と長時間の立ち仕事を避けることです。また、次の点に心がけましょう。

○足を高くする

夜間、寝る時には布団の下方に座布団などを置いて、足を心臓より高くして寝ます。イスに腰かけている時でも、足を向かいのイスに上げます。正座は避けて、足を投げ出して座ります。

○足から下肢全体をマッサージする

足は内外を指先からかかとに向かって、指圧をしながらマッサージをします（P138参照）。ついで、足首から膝にかけてふくらはぎ中心にもみほぐします。さらに、膝裏や太ももも同じように行い、最後は太もものつけ根のリンパ腺が集中するところを指圧します。

○弾性ストッキングをつける

弾性包帯や弾性ストッキングが市販されていますが、痛むほど強めのものは避け、適度に圧迫するものをつけるとむくみが軽減されます。

○指で押したへこみがひどい場合には医師に相談する

両方の足がむくみ、指で押してできたくぼみがすぐに元にもどらない場合は、腎臓や心臓疾患が考えられるため、医師の診察を受けましょう。

# 足のむくみの予防法

## 1 足をよく動かし、ときどきストレッチをする

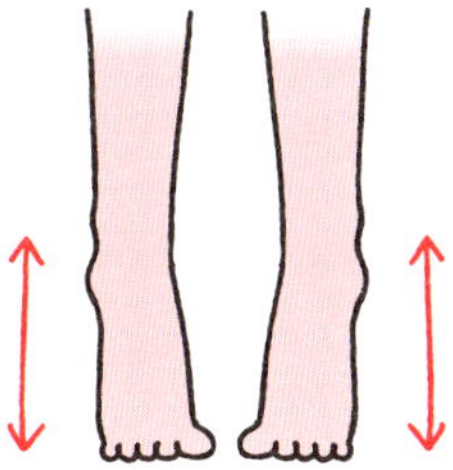

足の底背屈や指のグーチョキパー体操、マッサージやストレッチを行う。

## 2 長時間の立ち仕事は避ける

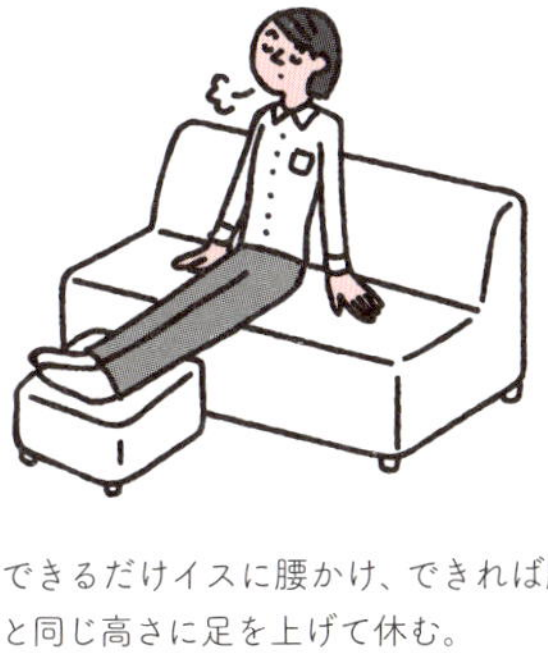

できるだけイスに腰かけ、できれば腰と同じ高さに足を上げて休む。

## 3 水分を過剰にとらない

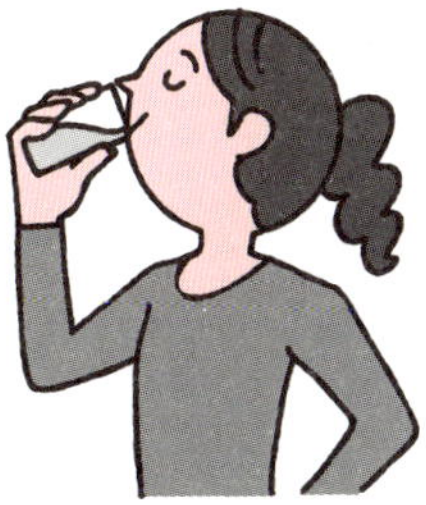

心筋梗塞や脳梗塞にかかったことのある人以外は水分摂取を控える。

## 4 夜間は足を高くして寝る

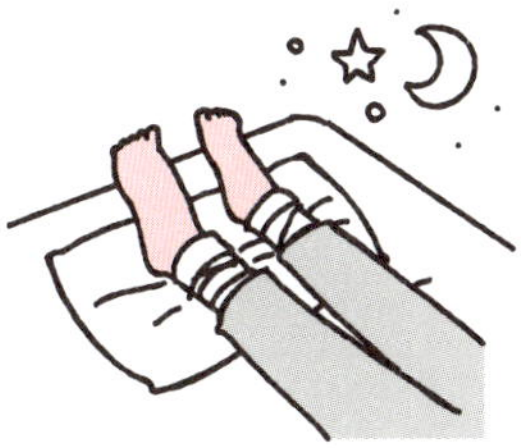

夜間の就眠時には座布団などを足部において足を高くし、寝る前に弾性包帯で下肢から足を少し圧迫して休む。

足のお悩み
# Q&A

QUESTION

足の先が冷たくて、寝つけません。
どうすれば足先が
あたたかくなりますか？

ANSWER

体を
冷やさないようにして、
運動・マッサージを
行いましょう。

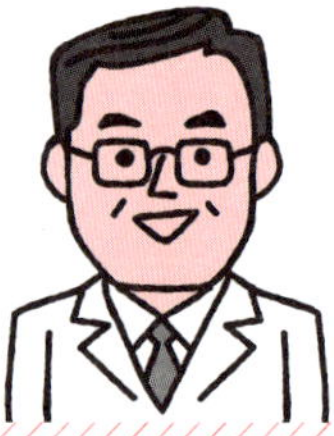

## 足の冷えはなぜ起きるの？

足は、血液を送り出す心臓からもっとも遠く、立ったりイスに腰かけたりしても、常にいちばん下に位置するので、血液の循環が悪くなります。

心臓から出たあたたかい血液が腹部から太もも、ふくらはぎを経て足に届くころには冷えています。さらに寒い時期には、下肢のうちでも膝から下は寒さで血管が収縮して、足に届く血液は少なくなり、足が冷えます。足が冷えて血液の循環が少なくなると、さらに冷えがひどくなる悪循環を起こします。

このような原因で起こる足の冷えは高齢者に多く、男性よりも女性に圧倒的に多く起こります。

一方、動脈硬化が原因で足に行く血管が徐々にふさがってくる閉塞性動脈硬化症、今でも原因がはっきりせず若い女性に多い、足指が真っ白になるレーノー病、壮年期の男性に多い喫煙が誘因といわれる閉塞性血栓性血管炎（バージャー病）などでも足に冷えが起こります。これらは比較的若い人にみられ、冷えが強い場合には医師に相談することが大切です。

## 足の冷えをとるためには

基本的には寒い場所での長時間の立ち仕事や歩行を避け、あたたかいところで足を動かすことが大切です。また、次の点に気をつけましょう。

○冷たい食物を食べ過ぎない

冷たい食物を多量にとると、胃腸での消化に負担がかかり、足へ循環する血液が冷たくなり、また減少して足が冷えます。とくに寒い時期には、できるだけあたたかい食事をとるように心がけます。

○運動不足に注意する

運動が不足すると、下肢から足にかけて筋肉に行く血液の循環が悪くなり、足が冷えます。それを解消するため、足を中心に下肢全体を動かす運動を行います。

○薄着や足首周辺を締めつける靴下を履かない

薄着をして、胸部や腹部が冷えると血液を送り出す心臓も冷えて、冷たい血液が足に行くことになります。また、足首周辺を締めつけると、循環が妨げられて冷えます。絞めつけず保温に優れた靴下を選びましょう。

○足をあたためる

風呂で足をあたためるだけでなく、洗面器にお湯を入れて、足をあたためる足浴をひんぱんに行うと効果があります。

○禁煙をする

タバコを吸うとニコチンが吸収され、血管を収縮させて循環を妨げられます。足の冷える人は必ず禁煙することが大切です。

○足のマッサージを行う

足の血管の走行に従ってマッサージを行って血液の流れをよくします（P138参照）。

**○ストレスを解消する**

最近では過剰なストレスは血行障害を起こすといわれています。ストレスがかからないように気をつけましょう。

**○医師の診断のもとに治療を受ける**

比較的若い人で、冷えが強く、時に痛みがあるような場合には医師の診察を受けます。薬物治療や重傷で指先に壊死《えし》が出ている場合には、外科的治療の対象になります。診察科は血管外科や循環器内科です。

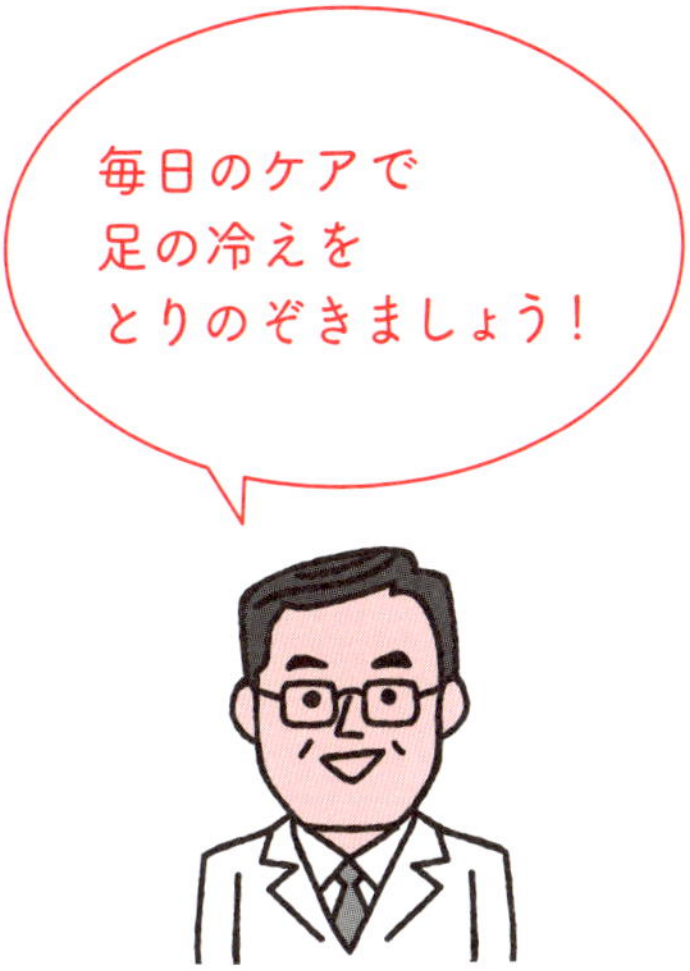
毎日のケアで
足の冷えを
とりのぞきましょう！

# 足の冷えの予防法

## 1 足を中心として下肢全体を動かす体操を、しばしば行う

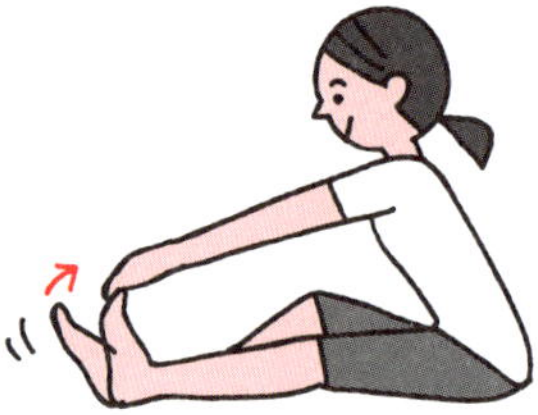

Part3のストレッチ体操やマッサージを参考に下肢から足を常に動かす。

## 2 寒い場所での作業を避ける

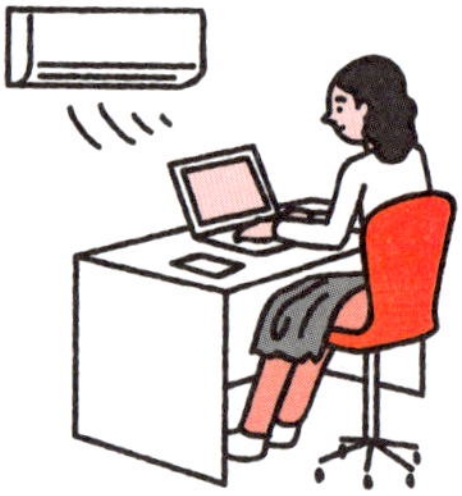

作業中は下腿から足を暖かくして保温に努める。

## 3 あたたかい食事を心がける

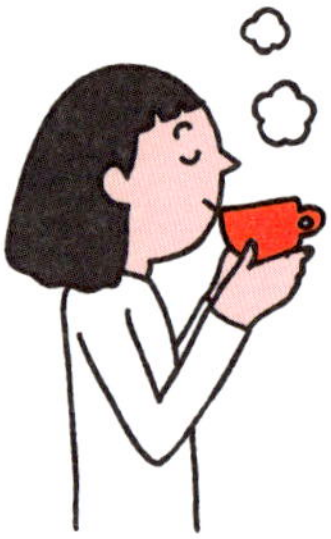

暖かい食事は内臓を温め、暖かい血液を足に送り出す。

## 4 足の保温を心がけて、足浴やマッサージを行う

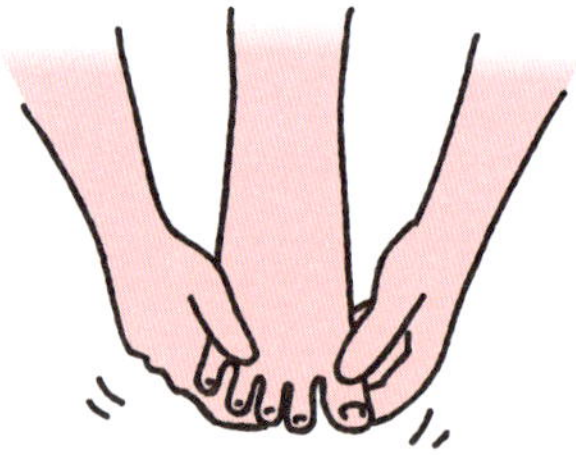

足浴と下腿から足先、足先から下腿のマッサージを行う。

## 5 禁煙する

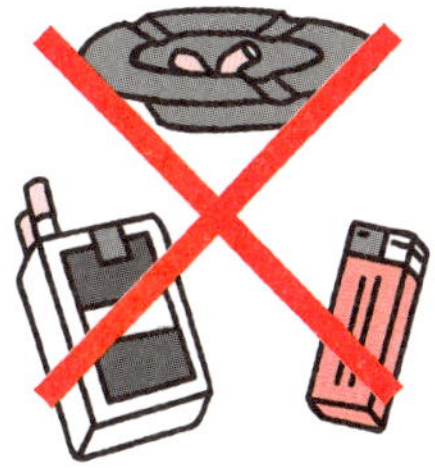

タバコは血管を収縮させて血行を悪くする。節煙もNG。

## 6 ストレスを避ける

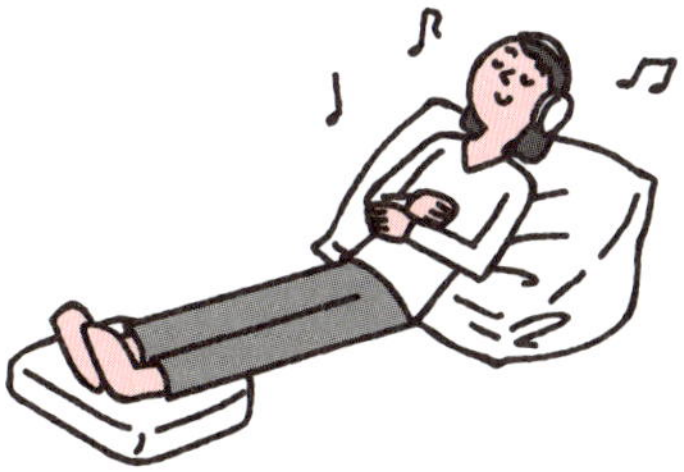

できたら横になり足を高く上げて休む。

## 7 ひどい場合には医師に相談する

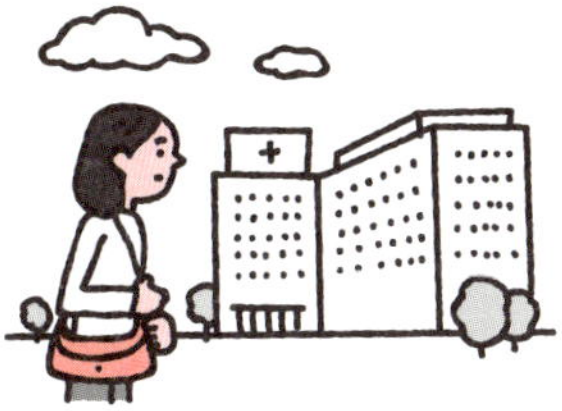

朝起きても両足がむくんでいる場合には受診する。

足のお悩み
Q&A

QUESTION

よく足がつります。どうするとつることがなくなりますか?

ANSWER

ストレッチと水分補給を心がけましょう。

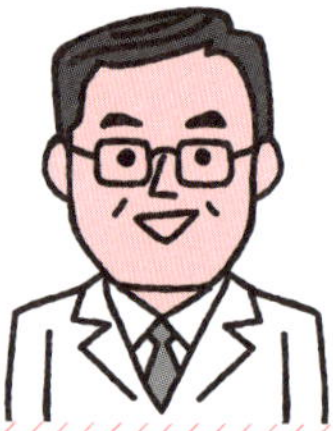

「つる」というのはこむら返りにあたり、ふくらはぎや足、太ももの筋肉に起こります。

激しい運動後や水泳中のほかにも、睡眠中によく足がつる方が多いと思います。足がつる原因は、運動後の脱水状態や体内のイオンバランスが崩れたことにあります。イオンバランスが崩れるというのは、体液（血液）中のカルシウムイオンや、マグネシウムイオンが低くなった状態で、これによって筋がつります。また、あまり運動をしない人が急に体を動かすことでつることもあります。

つらないようにする心がけとしては、まずストレッチ（P134参照）を常日頃から行うことが大切です。

つぎに水分補給、とくイオンバランスのよいスポーツ飲料などが有効です。あまりたびたび起こるときは医師に漢方薬を処方してもらうとよいでしょう。

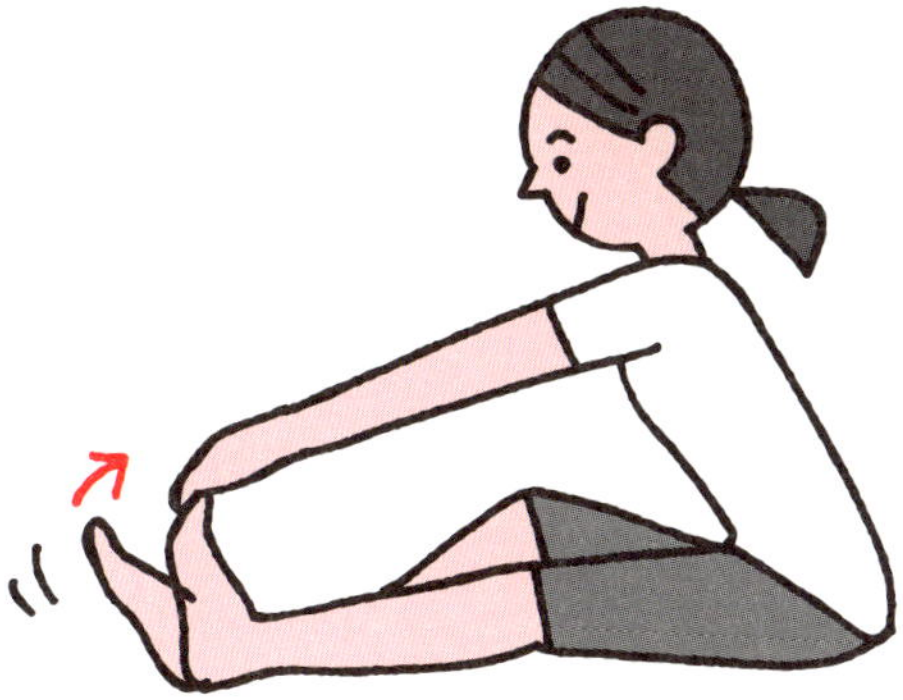

足のお悩み

Q&A

QUESTION

よくサンダルを履きますが、これは足によくないでしょうか？

ANSWER

ヒールの高くないサンダルは足にいい履物です。

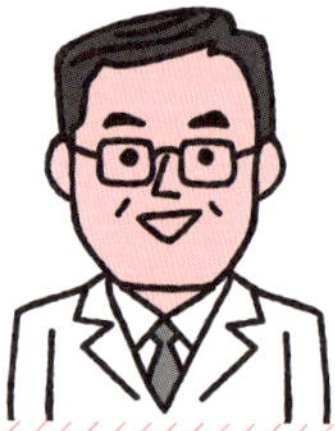

サンダルは閉鎖的な靴と違い、足趾《そくし》からかかとまでが開放的なため、靴の着用で起こる外反母趾や扁平足などを予防することができるので、足にとっては有益です。

とくに鼻緒のあるタイプのものは、第1趾の圧迫がなく、足趾の運動が自由にできるので、外反母趾ぎみの人には夏場に着用をすすめています。

また、サンダルはかかとの覆いがなく靴底も薄いものが多いので、歩行の際に足趾が背屈する踏み返し動作がつねに行われます。その結果、足の巻き上げ機現象（P17参照）を利用して縦アーチを高めることにもつながります。

そのため、ヒールの高いものは除いて、サンダルは扁平足の予防や治療にも適しているといえます。さらには、陥入爪《かんにゅうそう》の予防や治療にも役立ちます。

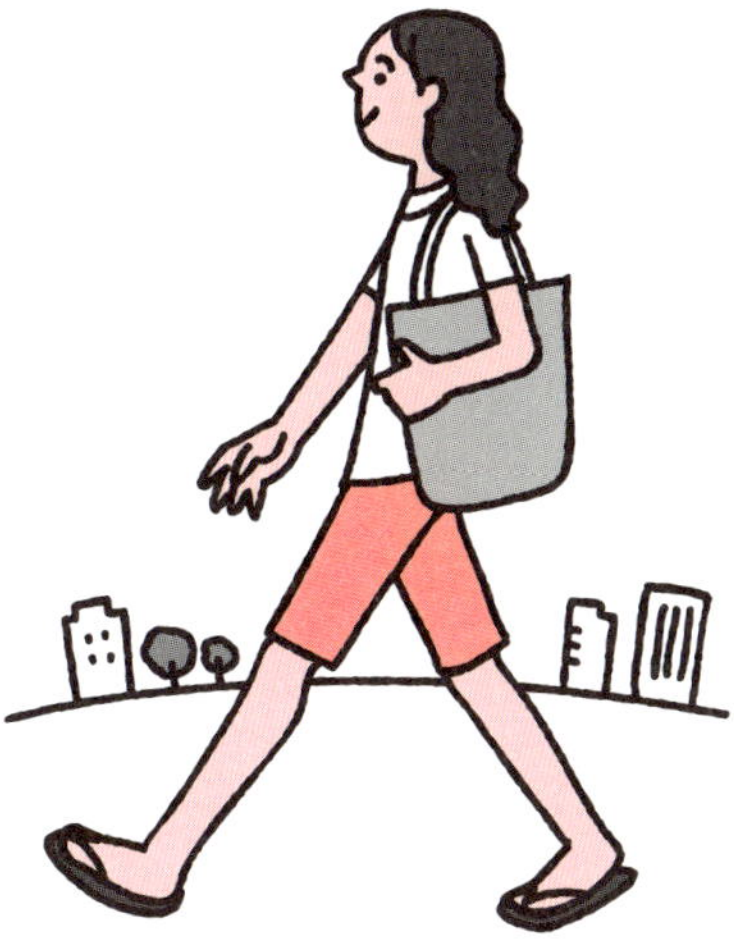

## おわりに

整形外科のうちでも足の外科を専門として、早いもので40年を超えました。

理数科目に多少の自信があった高校時代の当初は、体型も似合っていたので、工学部の土木建築科を目指して、ダム建設に従事したいと勉学に励みました。

しかし、3年生になり、先輩から（当時は）大会社に就職の際には家庭調査もあり、父親がいない場合は多少不利になると聞き及び、父を病気で早くに亡くした自分としては、そのような事で就職を左右されるのは耐えがたいと進路変更を考えました。

また、幼少時の経験もその考えを後押しします。私の首の変形に気づいた母が、当時整形外科医がいない地元の病院に私を連れて行くと、そこの外科医に結核による頸椎カリエスと診断されました。当時は脊椎の変形があればカリエスと、頭から診断される時代であり、かつ、父親を含めて家族に大勢の結核患者がいたため、そのような診断が下されたと思われます。

その結果、今日では考えられない頭部から首と肩までのギプス固定を、1年半にわたり受ける羽目になりました。その苦痛たるや筆舌に尽くしがたく、とくに夏場に食べものが顎とギプスの間に入ると、痒いやら臭いやら大変な苦痛でした。結局、修学前に頸椎の変形の進行が認められないということで、ギプスから解放された次第でした。

このような私の首の変形や、父や叔父をはじめとして多くの家族の命を奪った結核という病気に興味を抱き、高校の最終学年に志望校を工学部から医学部に変更しました。

医学部に入り、自分の頸椎のX線を撮って見てみると、第4から第7頸椎まで椎間板がなく、頸椎の骨がくっついており、正常な人に比べて頸椎は3㎝短くなっていました。

当初は頸椎カリエスのためかと自分で判断していましたが、念のために先輩の整形外科医に診てもらうと、これは珍しい先天的な病気であると診断されました。それでは幼少時の苦痛に満ちた長期間のギプス固定は無駄であっただけでなく、固定により頸椎の成長を止められて、さらに短くなった疑いも判明しました。そこで、変形のある自分の頸椎の行く末を見極めることが可能な整形外科を、迷うことなく選択しました。

整形外科に入局し、関連病院での研修を終えて大学に帰り、さて整形外科でも脊椎、股関節、膝、肩、手など多くの領域のなかで、何を専門にするかと考えた結果、術後の苦情が多い脊椎外科をやめて、関節外科を選択したいと考えました。上司に仕えることを好まなかった私は、当時は少なかった足の外科を専門とすることにした次第です。

心臓、肺、脳などの重要臓器や、肩、首、腰などの重要な運動器から、遠く離れて、粗雑に扱われ、無視されがちだった足部・足関節です。しかし、この部が痛んだり、曲がったりすると歩けなくなり、日常の生活や動作ができなくなる大変重要な部位です。

ほぼ半世紀、足のケガや病気だけを診てきた私にとりましては、この部位のトラブルの多いことを知っています。その原因をわかりやすく解説して、それぞれの最初の、すなわち、ケガや病気の初期の対応を一般の方々に紹介したいと考えました。難しい医学用語はできるだけ避けて書いたつもりです。ご理解いただき、ご活用下されば幸いです。そして末長く元気に歩いていただきたいと願っています。

## 高倉義典（たかくら・よしのり）

1943年京都府生まれ。奈良県立医科大学名誉教授、西奈良中央病院顧問、高倉整形外科クリニック顧問。奈良県立医科大学整形外科教授および病院長歴任。専門は足部疾患の診断と治療、スポーツ医学、関節リウマチ、人工関節、再生医療など。日本整形外科学会の学会賞受賞、日本足の外科学会理事長および会長、日本靴医学会理事長および会長、フランスおよびブラジル足の外科学会名誉会員、国際足の外科学会初代理事長、それを記念して2002年より最優秀論文賞に「Takakura Prize」（高倉賞）が制定される。著書は『図説　足の臨床』（メジカルビュー社）、『下腿と足の痛み』、『足・下腿 ( 部位別スポーツ外傷・障害 ) 』（南江堂）等多数。



デザイン　梅井靖子（フレーズ）
イラスト　サタケシュンスケ　有留ハルカ
編集協力　井上 幸
校正　佑文社

**名医《めいい》が教《おし》える**
**足《あし》のお悩《なや》み完全解決《かんぜんかいけつ》バイブル**
**痛《いた》み・不調《ふちょう》の理由《りゆう》と治《なお》し方《かた》がよくわかる**　NDC498

2016年9月16日 発　行

著　者　高倉義典《たかくらよしのり》
発行者　小川雄一
発行所　株式会社 誠文堂新光社
〒113-0033 東京都文京区本郷 3-3-11
（編集）電話 03-5805-7762
（販売）電話 03-5800-5780
http://www.seibundo-shinkosha.net/
印刷所　星野精版印刷株式会社
製本所　和光堂株式会社





ISBN978-4-416-71626-7